L'ŒUVRE MÉDICO-CHIRURGICAL

Dʳ CRITZMAN, Directeur

Monographies Cliniques

SUR

les Questions Nouvelles

en Médecine
en Chirurgie, en Biologie

N° 38

(publié le 27 juin 1904)

DE L'ÉNUCLÉATION

DES FIBROMES UTÉRINS

PAR

Th. TUFFIER

PROFESSEUR AGRÉGÉ, CHIRURGIEN DE L'HÔPITAL TENON

PARIS

MASSON ET Cⁱᵉ, ÉDITEURS

LIBRAIRES DE L'ACADÉMIE DE MÉDECINE

120, BOULEVARD SAINT-GERMAIN (6ᵉ)

CONDITIONS DE LA PUBLICATION

La science médicale réalise journellement des progrès incessants, les questions et découvertes vieillissent pour ainsi dire au moment même de leur éclosion. Les traités de médecine et de chirurgie, quelque rapides que soient leurs différentes éditions, auront toujours grand'peine à se tenir au courant.

C'est pour obvier à ce grave inconvénient, auquel les journaux, à cause de leur devoir de donner les nouvelles médicales de toutes sortes et nullement coordonnées, ne sauraient remédier, que nous avons fondé, avec le concours des savants et des praticiens les plus autorisés, un recueil de Monographies destinées à pouvoir être ajoutées par le lecteur même aux traités de médecine et de chirurgie qu'il possède, les tenant ainsi au courant de toutes les innovations et de toutes les grandes découvertes médicales.

Nous tenant essentiellement sur le terrain pratique, nous essayons de donner à chaque problème une formule complète. La valeur et l'importance des questions sont examinées d'une manière critique, de façon à constituer un chapitre entier, digne de figurer dans le meilleur traité médico-chirurgical.

La *Médecine* proprement dite, la *Thérapeutique*, la *Chirurgie* et *toutes les spécialités médicales* sont représentées dans notre collection. Les Sciences naturelles n'y seront pas non plus négligées. La *Zoologie*, la *Microbiologie* avec la sérothérapie et les problèmes de l'immunité, la *Chimie biologique* et les toxines trouveront une large place dans cette publication.

Chaque question y est traitée, soit par celui dont les travaux l'ont soulevée, soit par l'un des auteurs les plus compétents, et chacun, homme de science, praticien ou simple étudiant, pourra facilement et sans perte de temps y étudier la question qui l'intéresse. On y trouvera réunies la presque totalité des grandes découvertes médicales traitées d'une manière classique. Par sa nature même, par son but, notre publication doit être et sera absolument éclectique. Elle ne dépendra d'aucune école.

Les **Monographies** *n'ont pas de périodicité régulière.*

Nous publions, aussi souvent qu'il est nécessaire, des fascicules de 30 à 40 pages, dont chacun résume une question à l'ordre du jour, et cela de telle sorte qu'aucune ne puisse être omise au moment opportun.

Les Éditeurs acceptent des souscriptions payables par avance, pour une série de 10 monographies, au prix de 10 francs pour la France et 12 francs pour l'étranger.

Chaque Monographie est vendue séparément 1 fr. 25.

Toutes les communications relatives à la Direction doivent être adressées sous le couvert du Dr Critzman, 28, rue Greuze, 16e, à Paris.

L'ŒUVRE MÉDICO-CHIRURGICAL

— N° 38 —

Dʳ CRITZMAN, Directeur

DE L'ÉNUCLÉATION

DES FIBROMES UTÉRINS

PAR

TH. TUFFIER

PROFESSEUR AGRÉGÉ, CHIRURGIEN DE L'HOPITAL BEAUJON

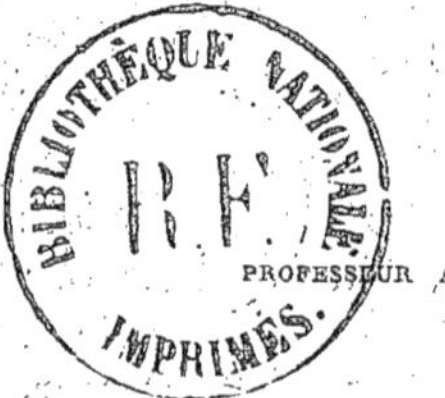

Rarement une question scientifique réunit une unanimité aussi complète que le traitement des fibromes utérins lors de la dernière session du Congrès français de chirurgie en 1889. L'hystérectomie abdominale totale ou subtotale recueillait tous les suffrages et paraissait établie pour longtemps comme la méthode de choix dans le traitement des fibromes. La thérapeutique conservatrice ne se manifestait pratiquement que par quelques tentatives de conservation des ovaires, tentatives que je défendais, et par quelques essais de ligatures atrophiantes qui ne faisaient pas brèche dans le traitement radical. Je crois cependant que ce rare et touchant « consensus » n'aura pas de lendemain, je crois que nos tendances théoriques de conservation doivent devenir une réalité pratique. Si pénible que soit l'abandon de l'hystérectomie, que nous savons tous exécuter correctement ou brillamment, il faudra se résigner à la mettre au second rang.

Je viens appuyer aujourd'hui une méthode ancienne, puisqu'elle compte plus de 560 cas, défendre un procédé que tous les chirurgiens connaissent et appliquent certainement, et leur soumettre cette proposition : *l'hystérectomie abdominale pour fibrome doit être l'opération de nécessité ; dans tous les cas où elle est praticable, c'est à l'énucléation des fibromes avec conservation de l'utérus et des annexes qu'il faut avoir recours.* Ce procédé est d'une application beaucoup plus large que je ne le pensais tout d'abord, d'une application si générale que depuis plusieurs années je l'ai appliqué, presque exclusivement, à tous les fibromes que j'ai cru judiciables d'une opération.

Cette réaction ou cette rénovation arrive à son heure ; elle n'est même que la conséquence de la chirurgie radicale. Si nous pouvons proposer la conservation de l'utérus fibromateux, nous le devons à deux facteurs antécédents : le premier, c'est la *perfection* avec laquelle nous faisons tous l'hystérectomie abdominale totale le second, c'est que *nous voyons de moins en moins ces énormes fibromes* remontant à l'épigastre. Nous opérons mieux, nous opérons plus tôt. Il se passe pour les fibromes ce qui s'est passé pour les kystes de l'ovaire ; les tumeurs kystiques, dont l'énorme volume faisait la joie et l'honneur de nos devanciers, ne se voient plus qu'exceptionnellement. D'autre part, il est incontestable que les perfectionnements progressifs de notre pratique ont rangé l'hystérectomie abdominale au nombre des opérations courantes faciles et bénignes. L'énucléation est, à coup sûr, entourée de plus de difficultés, elle nécessite plus de précautions, des soins plus minutieux et sa vulgarisation ne pouvait que suivre celle de l'ablation totale de l'organe. C'est pour cela que Spencer Wells, dès 1863, ne continua pas ses essais : il venait trop tôt ; c'est pour cela que Martin, en 1880, ne fut pas suivi : la masse des chirurgiens était trop loin ; en 1896, notre collègue et ami Témoin n'arrivait pas encore à nous entraîner dans cette voie. Je crois que l'heure est arrivée et qu'aujourd'hui on peut essayer d'enrayer, de réfréner le mouvement hystérectomiste au profit de la conservation, et qu'au prochain congrès, au lieu de nous apporter le chiffre formidable de milliers d'hystérectomies pour fibromes à opposer à quelques centaines d'énucléations péniblement rassemblées dans dix années de littérature médicale, nous verrons la proportion exactement renversée.

Je ne parlerai ici que de l'énucléation par la *voie abdominale*. Je sais les avantages et je connais les partisans de la voie vaginale ; mais je la réserve uniquement aux fibromes saillant dans la cavité utérine et très facilement abordables par incision cervicale. Pour tous les autres cas, je préfère de beaucoup et pour des raisons multiples, la voie abdominale qui nous permet de mieux voir et de mieux faire. Il est bien entendu qu'il ne s'agit, ni dans ma statistique, ni dans mon procédé opératoire, de fibromes sous-péritonéaux pédiculés ou implantés dans le fond de l'utérus, pas plus que des polypes fibreux cavitaires, mais uniquement de *fibromes encastrés* dans le parenchyme utérin, fibromes interstitiels ou profonds.

TECHNIQUE DE L'ÉNUCLÉATION DES FIBROMES

Ma *technique* est celle qui a dû être suivie par tous mes collègues ; chacun y trouvera ce qui lui appartient et je me défends d'avoir rien inventé. Elle ne m'a été inspirée que par l'anatomie normale des vaisseaux utérins, l'anatomie pathologique des fibromes et les règles de la chirurgie générale. Je ne citerai de cette technique que les points importants.

Préparatifs.

La veille de l'opération, la malade purgée est baignée, le vagin doit être soigneusement aseptisé par un lavage au savon et un tamponnement léger. L'*utérus est dilaté* au moyen d'une tige de laminaire. Cette préparation de l'utérus, la veille de l'opération, nous paraît très importante. Le chirurgien est assez souvent amené, en pratiquant l'hystérectomie pour énucléer un fibrome interstitiel, à ouvrir la cavité utérine; il se trouve,

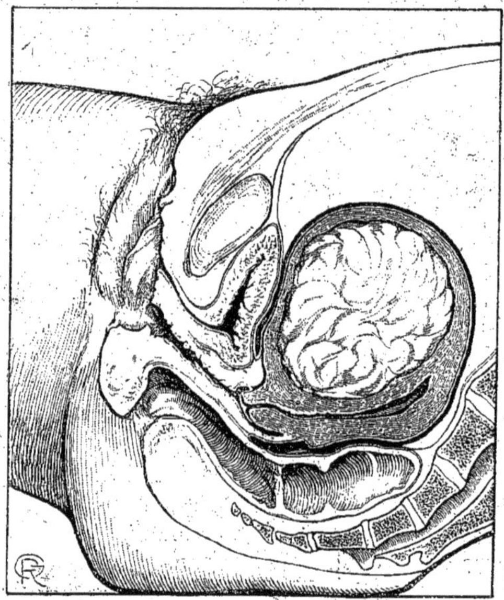

Fig. 1. — Fibrome de la paroi antérieure de l'utérus déprimant la cavité utérine.

par ce fait, obligé d'assurer un drainage utéro-vaginal, et ce drainage ne sera possible et efficace que si le canal cervical est largement dilaté.

Instruments. — L'instrumentation nécessaire diffère peu de l'instrumentation indispensable à toute laparotomie. Cependant, au moment de pratiquer l'énucléation du fibrome, le chirurgien se trouvera bien d'avoir à sa disposition ma *spatule* qui permet de décortiquer rapidement le fibrome de sa capsule, et mes *crochets* spéciaux, excellents pour harponner la tumeur. Pour la suture du péritoine utérin, j'emploie une aiguille *ronde*; les aiguilles plates ont le grand désavantage d'être coupantes par leurs bords et de déchirer les tissus déjà friables par suite de la présence du fibrome.

Opération.

II. La malade est sous l'anesthésie générale, le petit bassin est exploré et le tout est mis en position inclinée (fig. 3), l'abdomen est ouvert, la valve sus-pubienne est placée, l'utérus est harponné à l'aide de mes crochets spéciaux et amené autant que faire se peut au dehors de l'abdomen, mais cette adduction de l'utérus n'est pas nécessaire, et maintes fois j'ai

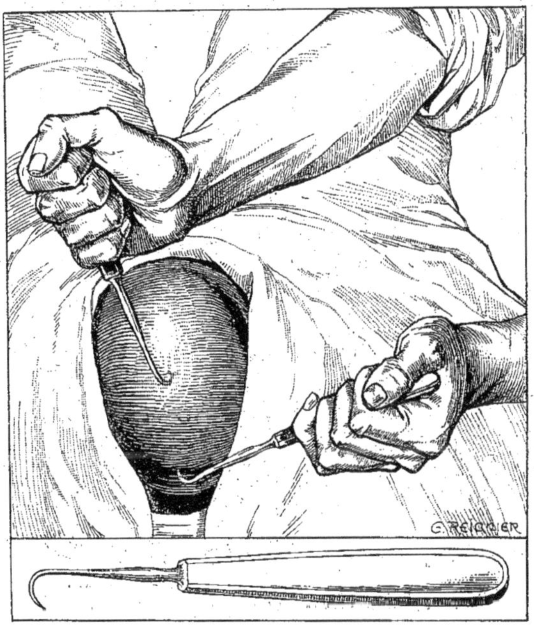

Fig. 2. — L'utérus fibromateux est harponné avec le crochet spécial figuré ci-dessus.

commencé l'énucléation, l'utérus étant en place. En tout cas, on l'explore avec soin ainsi que les *annexes dont l'intégrité ou l'absence de toute lésion septique, bien constatée,* est une des indications de la méthode. Le ou les fibromes sont reconnus dans leur forme, leur nombre, leur situation, les fibromes sous-péritonéaux sont supprimés, la vascularité des bords utérins et surtout *la zone ou les zones avasculaires* sont précisées. Cela fait, deux cas peuvent se présenter.

α) L'utérus forme un globe arrondi dans le centre duquel on sent un corps plus dur, plus ou moins facilement limitable ou même on ne trouve et on ne sent rien qu'un gros corps utérin. Je fends l'utérus sur sa face antérieure et autant que possible exactement sur la *ligne avasculaire,* au-dessous de la région du fond, en plein corps, jusqu'à ce que j'arrive sur le fibrome. Mon incision est de dimension suffisante pour permettre l'exploration facile du néoplasme et elle est agrandie pour permettre le passage du plus grand diamètre de la tumeur. Les lèvres de l'incision sont écartées ; pas une ligature, pas une pince n'est nécessaire et en général l'incision se fait à blanc. Je saisis alors le fibrome avec mes crochets (voy. fig. 2 et 3) et je l'extrais. Si le fibrome est latéral, je fais malgré cela autant que possible l'*hystérotomie* sur la ligne avasculaire et j'attaque la tumeur *de dedans en dehors*. Le siège *médian* ou sur la *ligne avasculaire*, de l'incision utérine, l'*attaque de la tumeur de dedans en*

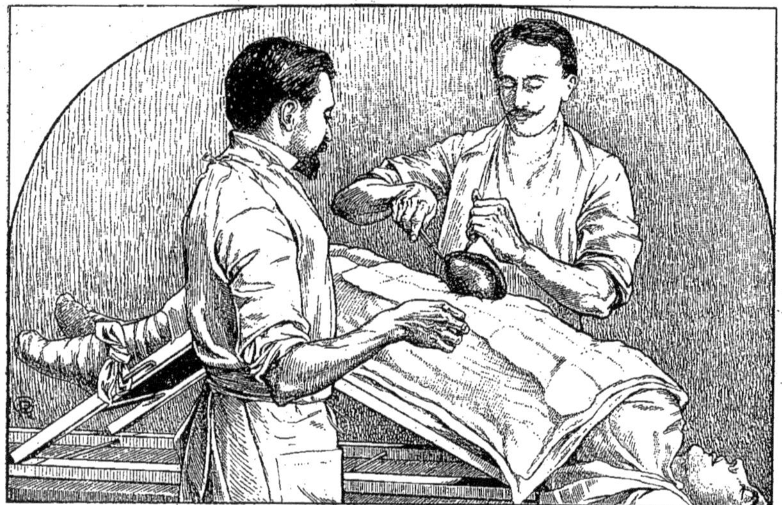

Fig. 3. — L'utérus harponné est attiré hors de la cavité abdominale et isolé parfaitement à l'aide de compresses.

dehors, me paraissent jouer un rôle important pour la facilité, et la bénignité du procédé et pour l'absence d'hémorragie dans l'énucléation des fibromes.

β) Les tumeurs sont multiples, intra-utérines. Là encore je fais, autant que possible, l'incision sur la ligne avasculaire, c'est-à-dire sur l'ancienne ligne médiane et rectiligne, devenue latérale et sinueuse. J'attaque successivement de dedans en dehors les fibromes et *autant que faire se peut par la même incision utérine;* même s'il existe un fibrome concomitant de la paroi postérieure de l'utérus on peut, à la rigueur, le chercher par mon incision antérieure trans-cavitaire. Seule une situation trop éloignée de deux tumeurs me fait pratiquer des incisions multiples antérieures ou postérieures. Les fibromes sont successivement énucléés sans que j'aie à faire une seule ligature : un simple tamponnement laissé pendant la durée de l'opération, suffit en général; dans les cas où les veines donnent, j'applique une pince à leur niveau. J'ai pu enlever ainsi de 8 à 17 fibromes; le poids d'une de ces tumeurs a été jusqu'à 3 kilogrammes dans un cas récent.

III. Cette énucléation terminée, il semble que le parenchyme utérin reste creusé d'énormes cavités béantes. Or, il n'en est rien, et c'est là un ai qui m'a vivement frappé et qui m'a rappelé ce que nous constatons

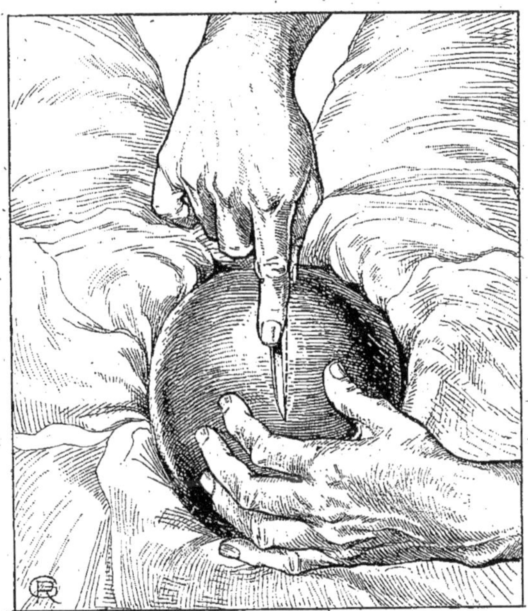

Fig. 4. — Section de l'utérus sur la ligne médiane.

dans l'opération césarienne. Quand l'énucléation est complète, le *muscle utérin revient sur lui-même* et la perte de substance à combler est peu étendue. Aussi je me garde bien, sauf dans les cas exceptionnels, de suivre la conduite de notre collègue Témoin qui réséquait alors la coque utérine. Je crois que pour le bon fonctionnement ultérieur du muscle utérin, la résection doit être exceptionnelle, le capitonnage suivant la figure 8 suffit. La première méthode n'est indiquée que dans les cas où un fibrome est en même temps interstitiel et sous-péritonéal, adhérent à la séreuse par une large surface. Le péritoine qui le recouvre est alors partiellement réséqué.

IV. Pendant cette énucléation, un seul fait doit, à mon avis, guider la conduite ultérieure; *la cavité utérine est intacte, ou elle a été ouverte.* Si

la cavité utérine n'a pas été ouverte, je ferme l'incision du muscle utérin
et la séreuse et je ne m'occupe pas des plaies d'énucléation. La muqueuse
utérine, au contraire, a-t-elle été intéressée ? Dans ce cas, mon premier
soin est de la drainer. C'est d'ailleurs là une précaution qui n'est pas
indispensable. Pour cela, à travers sa cavité dilatée antérieurement, je
passe un gros grain de caoutchouc dur, drain qui sort dans le vagin, et

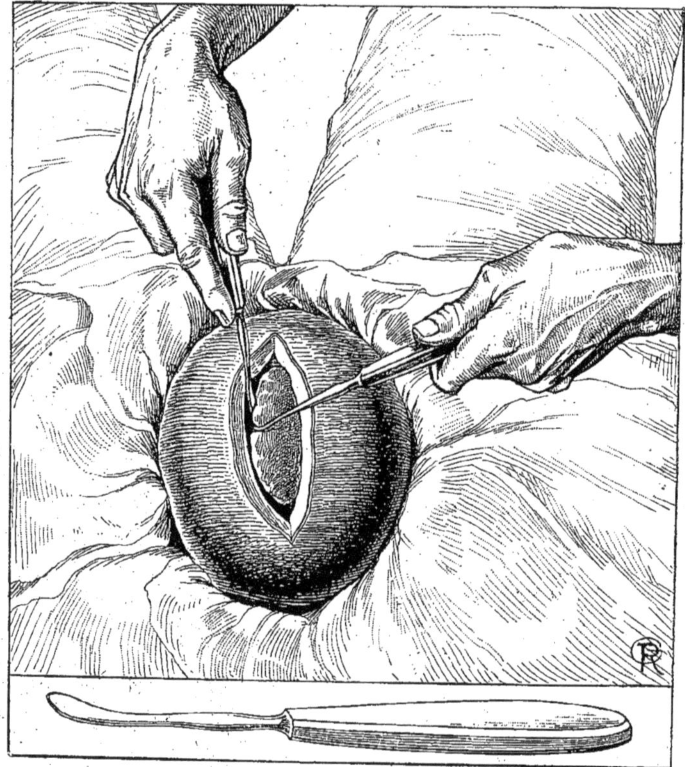

Fig. 5. — Enucléation du fibrome à l'aide du crochet
et de la spatule spéciale.

je ferme par-dessus le muscle et la séreuse; si l'opération a été laborieuse, je draine en outre le cul-de-sac de Douglas. L'opération est bien
différente suivant que la cavité utérine est respectée, ouverte ou même
réséquée partiellement : la première est et reste une *opération aseptique*;
la seconde peut rester aseptique, mais rien ne nous le prouve; tout porte,
au contraire, à penser que la cavité utérine a pu contaminer le champ opératoire, et il faut alors se comporter comme dans *toute opération septique*.
   Le mode de fermeture de la plaie utérine est très simple : je fais la

suture parenchymateuse perdue au catgut et je l'affronte bien et par-
dessus je fais le plan de Lembert au fil de lin ou au catgut fin. Les points
de suture profonds (fig. 6) entrent sur le bord de la séreuse, cheminent
sous la surface cruentée dans toute son étendue, et ressortent sur le bord
de la séreuse du côté opposé, en évitant la muqueuse. Ils suivent en
somme le même trajet par rapport à la surface cruentée utérine, que les
fils d'une périnéorraphie, par rapport à la surface cruentée vaginale (fig. 8).

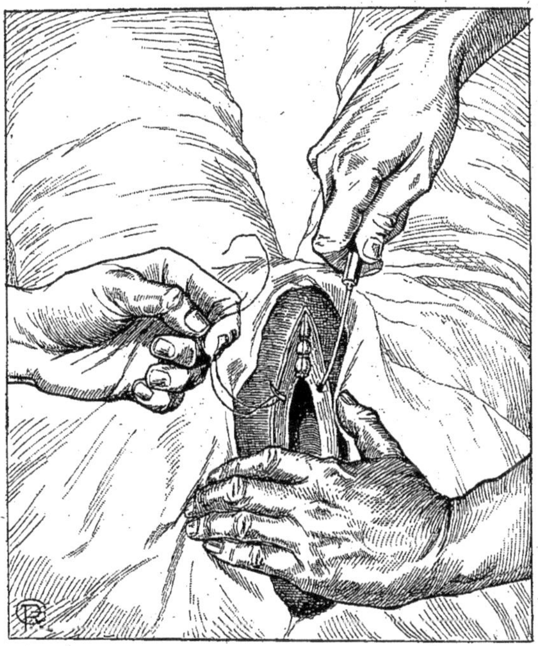

Fig. 6. — Suture profonde de l'utérus, l'aiguille passe au-dessous
de la loge du fibrome et respecte le péritoine.

Cette suture à points séparés doit être très exacte et bien serrée. La paroi
abdominale est suturée en étages. Dans les cas où l'opération serait particulièrement grave, la suture de la plaie utérine à la paroi abdominale,
c'est-à-dire l'*hystérorraphie* avec hystéropexie complémentaire de sûreté,
donnerait peut-être plus de garanties.

V. Si la cavité utérine est respectée, la cavité tubaire peut être ouverte
et ces fibromes péritubaires m'ont laissé d'abord un peu perplexe au
sujet de leur énucléation. Je crois qu'on peut hardiment les attaquer sans
se préoccuper de l'ouverture de la trompe; la salpingorraphie suffit à

assurer la perméabilité du canal et l'étanchéité de la plaie. Je crois l'ablation de ces fibromes d'autant plus nécessaire que la compression qu'ils exercent sur la lumière de la trompe constitue à mon sens un accident qui a sa part dans les complications de ces néoplasmes : ils sont l'origine de ces collections aseptiques séreuses ou sanguines contenues si souvent dans la trompe.

Telle est la technique que j'ai appliquée jusqu'ici. Les fibromes enlevés étaient circonscrits, adhérents ou enkystés, durs ou mous, pleins ou

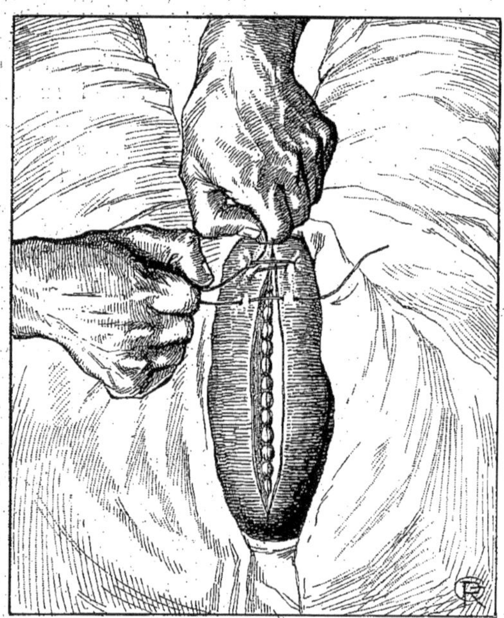

Fig. 7. — Suture à la Lembert par-dessus le plan
de suture parenchymateux.

kystiques ; dans un cas récent, j'ai extirpé, sous l'anesthésie médullaire, un myome kystique diffus du volume des deux poings, ramifié, mou, diffluent, se déchirant à la moindre traction. L'opération fut laborieuse et dura une heure. Je dus faire le morcellement à travers l'incision utérine. Ma malade guérit sans l'ombre d'un incident. La cavité utérine n'avait d'ailleurs pas été ouverte.

*
* *

Je tiens à préciser quelques points de technique. Je ne saurais trop recommander l'usage des *crochets* ; ils facilitent singulièrement l'opération quand on sait les fixer au bon endroit, c'est-à-dire profondément et au voisinage des points adhérents ; la facilité avec laquelle on les place et on les déplace aide singulièrement l'énucléation : il m'arrive souvent d'en planter deux ou trois dans un gros fibrome. L'*hémostase définitive* ne nécessite en général aucune ligature; dans toutes mes énucléations, je n'ai été obligé que deux fois de mettre une ligature sur un vaisseau artériel ou vei-neux. Le suintement sanguin s'arrête spontanément ou cède à la *suture* des incisions. Aussi cette dernière doit-elle être parfaite, et ses deux conditions indispensables d'efficacité consistent : 1° à prendre toute la surface cruentée, comme dans une périnéorraphie; 2° à éviter la muqueuse utérine. L'aiguille doit donc *ramasser* tous les tissus de façon à bien les affronter sans prendre ni muqueuse ni péritoine; un modèle quelconque d'aiguille et un catgut y suffisent. Le second étage de suture à la Lembert sur le péritoine doit, au contraire, être fait avec une *aiguille ronde*, et à points séparés ou continus mais très rapprochés, le tout au calgut.

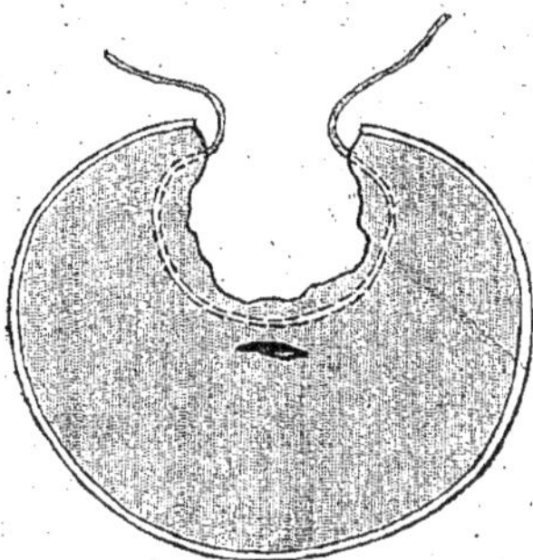

Passage du fil sous la surface cruentée de la loge du fibrome.

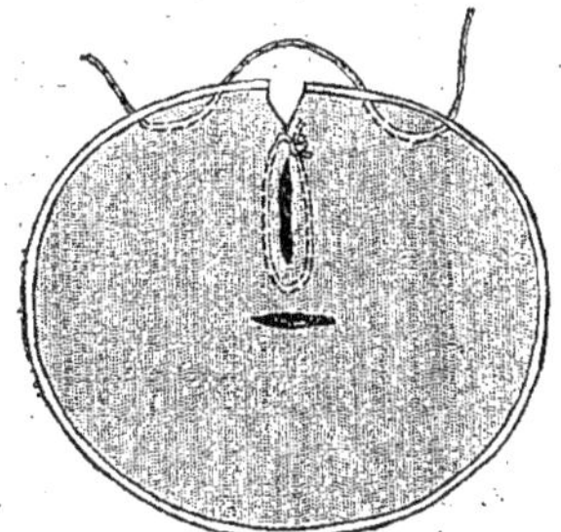

Le fil profond est noué. On vient de passer le fil péritonéal à la Lembert.

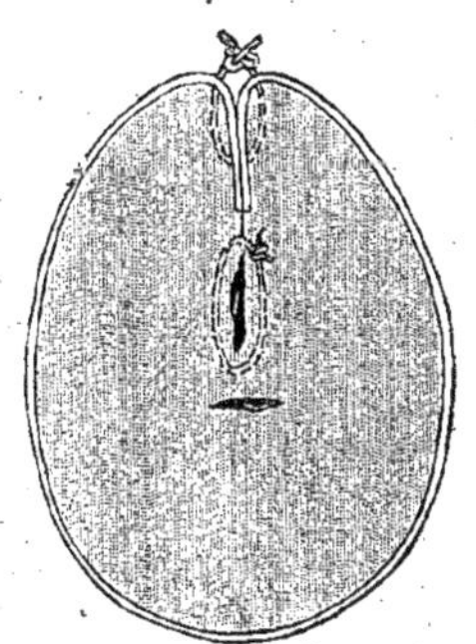

Le deuxième fil est noué. On voit combien est large la surface d'affrontement du péritoine.

Fig. 8.

L'*affrontement* superficiel doit être exact, bien entendu, mais il ne faut pas trop serrer les fils sous peine de couper les tissus. Il faut savoir affronter ses bords sans couper le muscle. A cet égard, la musculature utérine est très variable; les unes résistent, les autres se coupent facilement.

Dans une dizaine de ces derniers cas, j'ai eu recours à une manœuvre qui, à titre exceptionnel, peut rendre service : c'est la *greffe épiploïque*. On prend l'épiploon, on choisit un frag-ment suffisant de son bord libre, on lie au-dessus et on le détache complè-tement puis on l'applique, on l'étale, complètement libre et comme une bande de taffetas gommé, sur l'incision où il est fixé par quelques points de suture. Cette manœuvre que Chaput employait il y a quelque dix ans, mais en laissant l'épiploon adhérent, a été de nouveau introduite dans mon service par M. Lœwy. En quelques heures, l'épiploon adhère : Il ne faudrait pas pratiquer cette manœuvre avec des fragments d'épiploon très gras, qui ne se greffent plus aussi facilement sur la séreuse utérine. Je n'ai jamais eu besoin, après l'exérèse de gros fibromes, de *réséquer* les parois de leurs loges, pour les affronter plus facilement ; je les ai toujours vues revenir sur elles-mêmes, comme le fait l'utérus après l'accouchement.

Le seul accident, souvent inévitable pendant cette opération, c'est l'*ouverture de la cavité utérine* — je ne m'en suis jamais préoccupé et je ne puis partager l'opinion de ceux qui regardent cette ouverture comme une contre indication à l'énucléation — : dès que la muqueuse est ouverte, protégez la plaie correspondante par une compresse, et mettez dans sa cavité un drain qui sortira dans le vagin ; cela est prudent mais non indispensable. (J'ai l'habitude de bien faire dilater la cavité, col et corps utérin accessible par une laminaire, la veille de l'opération. Sans cette précaution, le drainage peut être impossible.) Quand les manœuvres ont été compliquées, quand la cavité utérine a dû rester longtemps ouverte, je *draine* par l'abdomen ou par le Douglas, pour quarante-huit heures, car, je ne crains pas le péril vaginal, et un bon drainage me paraît une des meilleures garanties de la chirurgie abdominale, quand elle est septique ou particulièrement grave.

Quant à l'*état ultérieur de l'utérus* après cette énucléation, il n'est pas du tout ce que je pensais et ce que je craignais. Sa *réparation* s'effectue tant et si bien qu'on ne trouve plus trace de l'opération. J'ai présenté à la Société de chirurgie de Paris un utérus qui avait été le siège, cinq mois avant ma présentation, de l'énucléation de deux volumineux fibromes ; il avait repris son volume normal, et on voyait à peine les traces de l'opération. Sa surface, comme l'intérieur du parenchyme semblaient tout à fait normaux. Il n'y a donc rien à redouter de ce côté, et tout nous permet d'espérer le fonctionnement normal d'un organe aussi peu altéré.

Pour montrer la façon de se comporter dans les cas un peu complexes de fibromes multiples, je mentionnerai une opération que j'ai pratiquée dernièrement :

Le 17 avril, entre dans mon service, une femme de trente-sept ans qui, atteinte de métrorragie assez abondante depuis deux ans, a vu ses pertes s'accroître peu à peu, si bien qu'elle n'a que quelques jours de répit entre deux époques successives, et qu'à l'heure actuelle, elle perd depuis dix-sept jours. Bien que pâle et anémiée, elle présente un état général assez satisfaisant. On trouve de suite en l'examinant, un fibrome irrégulier qui, par la palpation, paraît du volume d'une tête d'enfant. La tumeur occupe le corps de l'utérus ; elle est irrégulière, avec un gros lobe arrondi situé à droite. Le 20 avril, je fais la laparotomie sur la ligne médiane sous-ombilicale ; je reconnais un énorme fibrome très irrégulier, et je place la malade en position inclinée à 45 degrés.

Les anses intestinales étant maintenues par une compresse, je vois de suite que la tumeur est constituée de deux lobes, l'un à droite formé de fibromes, l'autre à gauche formé par l'utérus contenant un certain nombre de fibromes. D'un coup de crochet enfoncé dans la partie droite, j'attire toute cette masse au dehors, et je garnis soigneusement toute sa périphérie intra-péritonéale de compresses très épaisses.

Les deux fibromes sous-péritonéaux dont la base pénètre cependant dans l'utérus, sont circonscrits par une incision comprenant le péritoine seul et tracée un peu au-dessus de leur implantation dans l'utérus; d'un coup de crochet, ces deux volumineux fibromes (1 et 2) sont, pour ainsi dire, arrachés, laissant leur base d'implantation dans l'utérus, sous forme d'une plaie non saignante, et que je garnis d'une petite compresse. J'en-

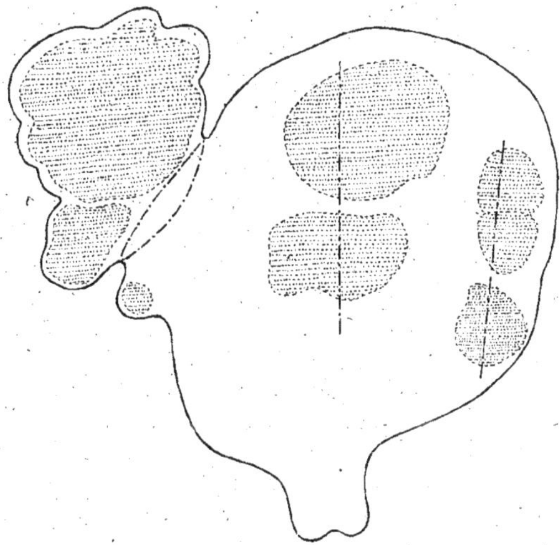

Fig. 9. — Les deux fibromes sous-péritonéaux sont circonscrits par une incision elliptique; sur les côtes sont indiquées deux incisions verticales pour l'énucléation des fibromes interstitiels. Vue de face. (Malade opérée le 20 avril.)

lève de même un troisième petit fibrome sous-séreux, situé au-dessous des précédents (3). Reste le gros corps utérin, qui a le volume d'une tête de fœtus, et dans lequel je sens à la partie supérieure, à gauche et en arrière, des indurations fibreuses interstitielles. Par une première incision médiane, et portant sur la partie antérieure et supérieure du corps utérin, j'enlève deux fibromes (fig. 9). Ces deux fibromes étaient séparés l'un de l'autre par une bande de tissu sain; ils ont approximativement le volume d'une mandarine, le supérieur étant le plus volumineux; tous les deux étaient adhérents au parenchyme utérin.

A gauche, je trouve une masse lobulée; je fais à ce niveau, mais aussi près que possible de la ligne médiane, une seconde incision d'environ un demi-centimètre de profondeur, et j'enlève trois fibromes, dont deux (6 et 7) étaient superposés l'un à l'autre et séparés par une mince couche de tissu sain. Ces deux fibromes, du volume d'une grosse noix, sont bien encapsulés. L'écoulement de sang veineux est très faible, et je place dans l'intérieur de cette cavité une seconde petite compresse.

Sur la face postérieure de l'utérus, il me reste encore un fibrome interstitiel; j'incise le parenchyme à ce niveau et j'enlève deux nouveaux fibromes du volume d'une petite noix (fig. 10).

Après l'extirpation de chacun de ces fibromes, j'examine avec soin le fond de mes incisions, de l'œil, du doigt et de la sonde cannelée, pour m'assurer que la cavité utérine n'était pas ouverte. Puis, introduisant l'index de la main droite dans la plaie et l'index de la main gauche

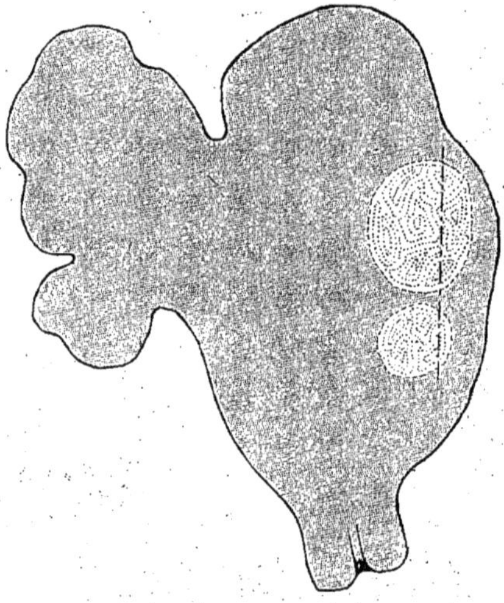

FIG. 10. — Tracé de l'incision pour l'énucléation des fibromes postérieurs. Figure 9 vue de profil.

simultanément à la surface de l'utérus, j'examine le parenchyme utérin, pour être bien sûr qu'il ne me reste aucune induration suspecte. Ceci fait, je suture successivement chacune de mes incisions, en commençant par les incisions latérales, où l'on a plus de chance d'avoir une perte de sang. Je passe successivement des fils de catgut n° 3 qui entrent sur le bord cruenté d'une des lèvres de l'incision, passent à la face profonde de la plaie et ressortent sur le bord de l'incision, du côté opposé, si bien qu'en écartant les lèvres de la plaie utérine, on ne doit pas voir les fils. Ces fils une fois posés, je suture à l'aiguille ronde et au catgut n° 0 et à la Lambert, la surface péritonéale. C'est là, de beaucoup, le temps le plus long de l'opération et celui qui nécessite le plus de soins. La durée de cette suture est à elle seule aussi longue que tout le reste de l'opération. Lorsque toutes les sutures sont bien hermétiques, j'enlève les compresses

périutérines, je réduis l'utérus dans le petit bassin, et comme l'opération
a été longue et laborieuse, je place, pour quarante-huit heures, un drain
du volume du petit doigt, qui descend jusqu'au Douglas et sort au tiers

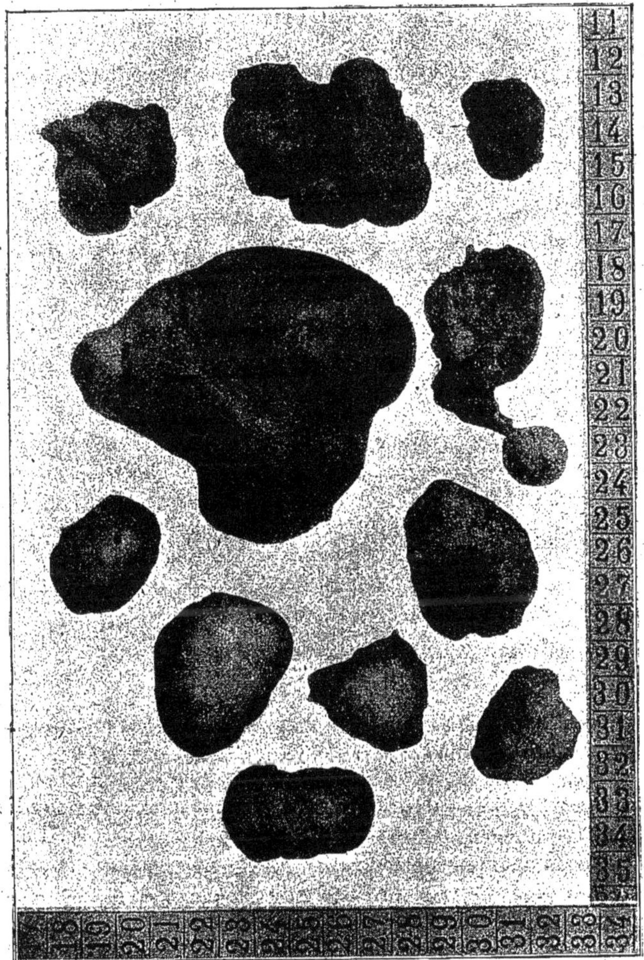

Fig. 11. — Femme de 37 ans, opérée le 20 avril 1904 : Fibromes enlevés
par énucléation (fig. 9 et 10).

inférieur de la plaie abdominale. Je pratique la suture de la paroi en
trois plans, dont la suture péritonéale et aponévrotique au catgut et
la suture de la peau aux agrafes Michel.

Les jours suivants, aucune réaction ; au bout de quarante-huit heures, le drain est enlevé, et au cinquième jour, les agrafes sont supprimées. Au huitième jour, l'utérus, par le toucher, est encore assez volumineux, mais non douloureux et parfaitement mobile. La malade sortit de l'hôpital en excellent état.

Soins consécutifs.

Immédiatement après l'opération, la malade sera placée dans un lit soigneusement chauffé. S'il y a lieu, on pratiquera une injection de caféine ou une injection sous petit volume de solution physiologique de sérum.

Le lendemain de l'opération, on renouvelle le pansement, si les compresses ont été imprégnées par un écoulement de liquide provenant du drain. En général, au bout de quarante-huit heures, tout drainage par l'abdomen peut être supprimé. A ce moment, la malade est purgée ou reçoit un lavement. Le drainage utérin vaginal est maintenu jusqu'au cinquième jour, puis la malade est-soumise aux injections vaginales aseptiques chaudes.

Le quatrième ou le cinquième jour, les agrafes sont enlevées. Vers le quinzième jour, la malade commence à se lever. L'utérus, pendant les premiers jours et les premières semaines, reste très volumineux; il ne diminue dans la suite que très lentement. Cette involution utérine post-opératoire est beaucoup plus lente que l'involution *post partum*.

INDICATIONS ET CONTRE-INDICATIONS

La *cancérisation possible du moignon du col utérin* après l'hystérectomie pour fibrome doit-elle faire préférer l'ablation totale et rejeter l'énucléation des fibromes. Tel est un des points principaux à discuter.

La succession de tumeurs de nature différente *fibrome* et *cancer* est du domaine de la pathogénie générale, elle relève du chapitre de la pluralité des néoplasmes dans un même organe. Envisagée dans son ensemble, considérée au point de vue purement *anatomo-pathologique*, cette association n'est pas très rare, et les fibromes sont si fréquents dans l'utérus qu'il ne peut en être autrement, on en trouve à tout instant à l'autopsie de femmes mortes d'une lésion quelconque; il n'y a donc rien d'étonnant à ce que sur quelques milliers d'hystérectomies pour fibromes on relève péniblement une dizaine de cancers de l'utérus, et je ne crois pas qu'une femme atteinte de fibrome utérin ait beaucoup plus de chance d'avoir un épithélioma de l'utérus qu'un cancer du sein ou de l'estomac.

Mais si nous restons sur le terrain de la chirurgie, la coexistence du cancer et de *fibromes chirurgicaux*, de fibromes sur lesquels nous avons à intervenir, est *rarissime*; je n'ai rencontré cette association morbide que dans un cas que j'ai rapporté où l'énucléation d'un gros fibrome fut suivie du développement d'un épithélioma endo-cervical. Si j'ajoute à ce fait une observation de dégénérescence *sarcomateuse* d'un myome utérin, j'aurai fait la liste des deux seules coïncidences que j'ai trouvées dans toute ma pratique. L'hypertrophie de la muqueuse utérine adénomateuse, comme le trait d'union entre les deux états pathologiques, ne me paraît pas mériter tant d'honneur et devoir conduire au cancer. Je considère les fibromes comme un processus tout à fait indépendant du cancer.

Si je voulais m'élever dans les sphères de la *filiation des tumeurs* et de leurs relations réciproques, j'écrirais l'histoire des fibromes, de façon à montrer leur entité morbide, leur unité pathologique, leur cadre nosologique spécial et indépendant. L'*hérédité* me paraît indéniable, et la façon dont évoluent et s'éteignent les familles de fibromateuses constituera peut-être un thème intéressant. J'ai ainsi l'observation d'une famille dont *trois générations successives* ont été atteintes de fibromes. La grand'-mère a été autopsiée par Lisfranc; le protocole d'autopsie fait mention d'énormes tumeurs, lisses, arrondies si fréquentes et connues alors sous le nom de « tumeurs squirrheuses de l'utérus »; la mère que j'ai soignée avec Potain et mon ami Clermont portait un énorme fibrome qui provoquait une hydrorrée d'une abondance que je n'avais jamais vue, elle succomba à un âge avancé; la fille, dont M. Terrier doit se souvenir car nous l'avons examinée ensemble, avait dès l'âge de vingt-six ans une série de fibromes qui la rendirent stérile et dont je l'ai débarrassée en 1895 par hystérectomie abdominale. Il est évident que le début précoce du néoplasme chez cette dernière a été la principale cause de la stérilité et de l'extinction de cette *famille fibromateuse*. Je vous cite ce fait d'hérédité entre mille autres, à cause des trois générations qui ont été suivies. Mais cette même hérédité peut s'adresser à *tous les enfants d'une même lignée*. J'ai vu avec Hardy puis avec M. Landouzy une femme grosse et grasse portant un gros fibrome auquel nous n'avons pas touché. Cette femme a eu quatre filles, toutes les quatre ont eu des fibromes, M. Terrier a opéré l'une d'elles, et j'ai opéré les trois autres, mais leurs tumeurs se sont développées assez tard pour leur permettre d'avoir, toutes quatre, plusieurs enfants. Je suis convaincu que si chacun de nous voulait rapporter ses observations à ce sujet, elles démontreraient bien qu'il y a là une entité morbide bien définie et ces faits seraient autrement nombreux que les coïncidences de cancérisation du moignon du col, après une hystérectomie! Aussi ce n'est certainement pas la crainte de cette coïncidence qui me fera préférer l'ablation totale de l'utérus à l'amputation subtotale et surtout à la *myomectomie par voie abdominale*.

Pour bien poser les indications, je préciserai d'abord les termes : je rappellerai que sous le nom d'*énucléation* j'entends l'extraction de

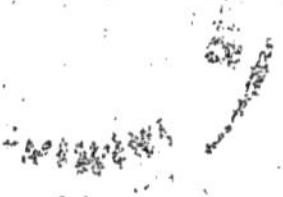

fibromes *intra-utérins* qui seule m'intéresse ici, et je laisse le terme générique et imprécis de myomectomie à l'ablation d'un fibrome quelconque, sous-muqueux, sous-péritonéal, pédiculés par exemple. Si je désire cette distinction, c'est d'abord parce qu'elle est observée à l'étranger et qu'elle nous permettra de nous comprendre, et en plus parce que nous ne pouvons vraiment pas mettre en parallèle l'ablation d'une tumeur pédiculée

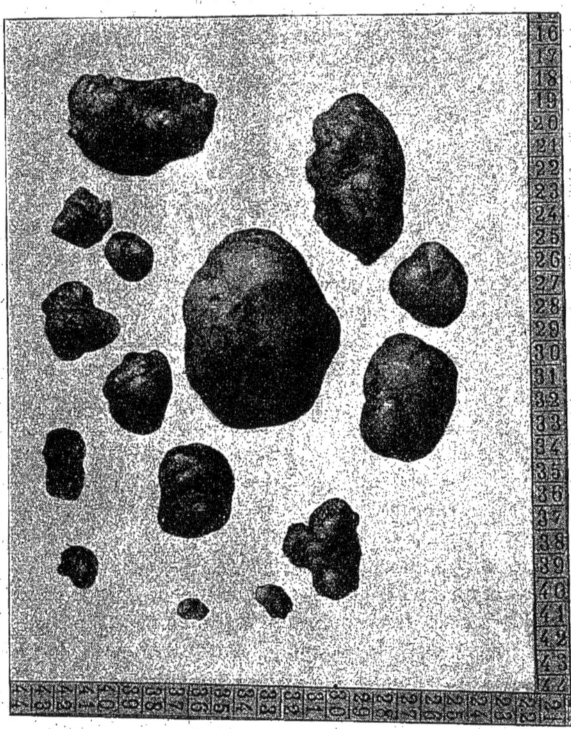

Fig. 12. — 15 fibromes enlevés par énucléation.
C..., 37 ans, opérée le 9 octobre 1903. — Guérison.

sous-péritonéale qui nécessite tout juste un coup de ciseau et trois points de suture avec une hystérectomie abdominale.

Les contre-indications tirées de l'*état septique des annexes* et de la *dégénérescence* télangiectasique ou gangreneuse des fibromes s'imposent je ne les discuterai pas et j'étudierai ici les indications tirées du *volume*, de la *situation*, du *nombre*, des *rapports* des fibromes *entre eux* ou avec la *muqueuse utérine*, enfin de l'état du contenant c'est-à-dire du *muscl*, *utérin*.

1. Le *volume* et la *situation* d'un fibrome m'ont toujours été indifférents dans le choix opératoire; Le *volume* considérable d'un fibrome n'est pas à lui seul une indication d'ablation de l'utérus. Alors que je craignais de faire trop étendues les incisions d'accès j'ai, dans un cas, morcelé le néoplasme; je ne crains plus maintenant les larges débridements de la coque musculaire utérine et j'ai toujours depuis cette époque enlevé les

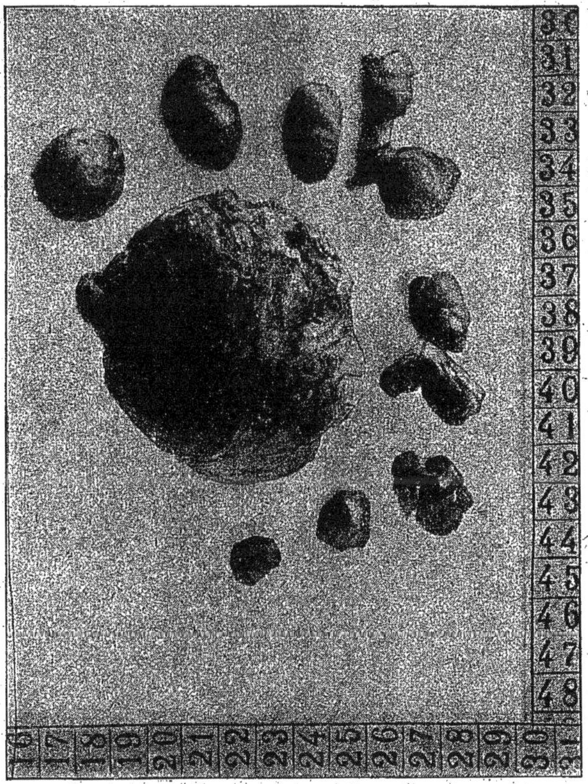

Fig. 13. — 11 fibromes enlevés par énucléation.
R .., 38 ans, opérée le 23 novembre 1903. — Guérison.

tumeurs d'un seul tenant. La large brèche qui résulte de l'énucléation n'est pas à redouter. J'ai enlevé par énucléation et montré à la Société de chirurgie des fibromes pesant 800 grammes, dans une opération à laquelle assistait M. Reverdin j'ai enlevé une masse fibreuse de 1.300 grammes, et récemment, à Beaujon, un fibrome de 3 kilogrammes. Si la *localisation* de la tumeur *au voisinage de la trompe* ou à la *partie postérieure et latérale du col* nécessite quelques précautions (et ce sont là les seules régions qui paraissent dangereuses), je n'ai pas vu de gravité particulière à ces cas. Le seul fait de localisation qui m'ait obligé à faire récemment une hystérectomie, a trait à un gros fibrome adhérent à la partie latérale de l'utérus et saillant dans le ligament large; je fis l'énucléation, mais la large cavité creusée dans le ligament large dont les deux faces antérieure et postérieure présentaient des pertes de substances très étendues, me conduisit à faire l'ablation de l'utérus. Il suffit

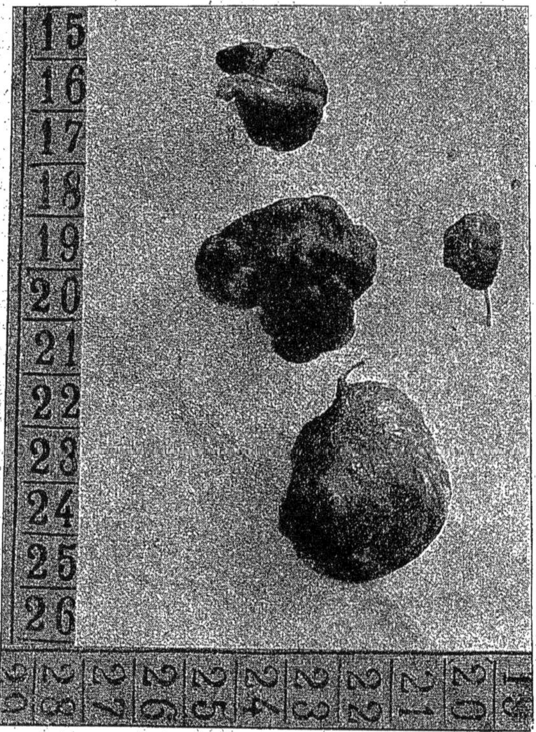

Fig. 14. — 4 fibromes enlevés par énucléation.
D..., 43 ans, opérée le 8 décembre 1902. — Guérison.

pour tous les autres cas de placer l'incision utérine d'accès aussi loin que possible des pédicules vasculaires normaux de l'utérus; le fibrome enlevé l'utérus devient si mobile que la suture des incisions n'a rien de particulièrement difficile. *La difficulté de la suture tient plus à la minceur des parois de la poche qu'à son volume.*

La *multiplicité* des fibromes et leurs *rapports* avec le parenchyme utérin sont plus féconds en indications opératoires. On ne peut préciser au juste le nombre maximum des fibromes énucléables. J'en ai montré dix-sept que j'avais extraits du même utérus; mais il faut surtout considérer à cet égard leur *siège réciproque*; souvent il est possible par une même section d'enlever plusieurs noyaux groupés dans la même région et cela facilite beaucoup l'opération. Je ne doute pas qu'avec plus d'expérience ceux qui ont enlevé un ou deux fibromes n'aillent au delà et ne reculent ainsi les limites de cette intervention. Mais j'ai fait plusieurs fois deux et même trois et quatre incisions d'accès en des points différents de la coque utérine et mes malades ont bien guéri, elles n'ont pas eu le moindre trouble menstruel. Le seul inconvénient de ces incisions multiples, c'est de gêner la suture ultérieure des parenchymes, et cela dans deux circonstances : 1° lorsque les incisions sont trop rapprochées les unes des autres, la suture péritonéale qui est obligée de dépasser largement les surfaces cruentées finit par empiéter sur l'espace libre entre les deux incisions, si bien qu'elles arrivent à se toucher; 2° lorsque le parenchyme utérin est scléreux, il se prête peu au rapprochement des parois et, en cas d'incisions multiples, si la traction des sutures voisines s'ajoute encore à cet obstacle, il faut prendre de grandes précautions dans la situation et le serrage des fils, pour obtenir et maintenir un affrontement parfait de la séreuse, sans couper dans la striction le parenchyme sous-jacent. Il est certain qu'il ne faut pas pousser à l'excès cette façon de faire et je partage l'opinion de ceux qui veulent supprimer « la loque utérine ». J'accorde que si ces fibromes multiples font saillie sous la muqueuse utérine et lui sont adhérents dans une très large étendue, il est préférable d'enlever l'utérus en totalité, parce que la cavité utérine se drainerait mal après la suture. Mais, en dehors de ces exceptions, il ne faut pas se hâter de condamner à mort un de ces utérus « qui, après l'énucléation, n'ont plus forme humaine ». Lorsqu'ils sont bien recousus ils sont déjà plus présentables, plus tard vous les sentez mobiles, réguliers et presque normaux, et quand vous les voyez ensuite après quelques mois, je n'ose pas dire supporter une grossesse, mais suffire à une menstruation régulière et parfaite, votre satisfaction chirurgicale est complète; les malades ne vous accuseront pas plus de vous être livré sur leur utérus à « un dilettantisme opératoire » qu'à une « manœuvre de haute école », vous ne leur aurez pas vanté « des avantages plus apparents que réels », vous leur aurez rendu un très grand service et toute leur vie en bénéficiera.

Les *rapports des fibromes avec le parenchyme utérin* sont bien plus importants encore que leur nombre. Dans l'immense majorité des cas le tissu néoplasique est bien *enkysté* (fig. 17 et 18) son clivage se fait simplement d'un coup de spatule, un ou deux coups de crochets le font tomber dans la main; s'il résiste, c'est que votre clivage n'a pas été parfait, complétez-le. Dans les cas où la masse est *friable* et œdémateuse deux doigts en font le tour et l'énucléent à travers l'incision d'accès élargie pour donner issue facile à la tumeur; ne vous inquiétez pas du sang qui s'écoule à ce moment, l'hémorragie si elle a lieu s'arrête aussitôt que le fibrome est enlevé, mettez une compresse dans la cavité laissée par l'ablation du néoplasme et continuez votre exploration ou vos énucléations. Il faut cependant bien savoir que les fibromes très mous sont d'énucléation assez difficile, ils se déchirent sous le crochet. De plus, le liquide qu'ils contiennent s'il n'est septique est peut-être toxique, car j'ai vu deux de mes opérées présenter, une élévation thermique post-opératoire que rien n'expliquait et que rien n'est venu ultérieurement expliquer. Nous avons entrepris, mon chef de laboratoire, M. Mauté, et moi, une série de recherches sur la septicité ou la toxicité de ces fibromes ramollis, les résultats ont été jusqu'à présent négatifs. Tout en restant enkysté, le néoplasme peut être lobé ou *lobulé* (fig. 15); alors on sectionne,

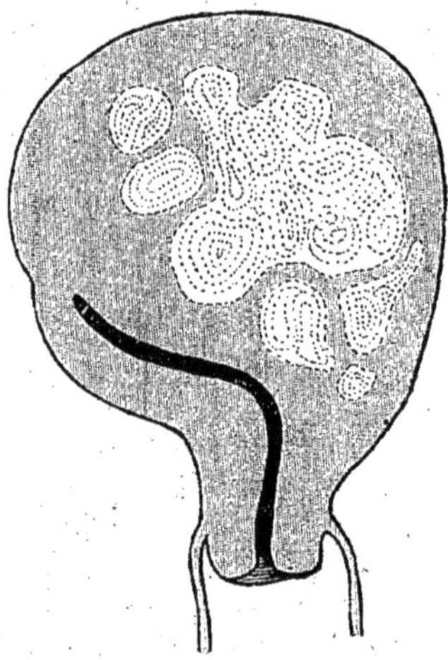

Fig. 15. — Fibrome lobulé
de la face postérieure de l'utérus.

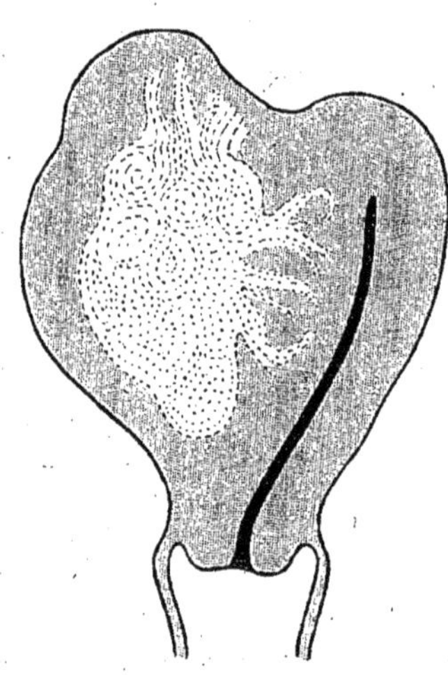

Fig. 16. — Fibrome adhérent.
Des faisceaux de fibres utérines pénètrent
dans le néoplasme.

comme on débride une hernie, chaque cloison que l'on sent résister; chaque lobe ou lobule est ainsi libéré et la coque, tout irrégulière qu'elle est, se réunira parfaitement. Enfin le fibrome peut être bien net dans ses contours et, cependant, être *adhérent*; les faisceaux de fibres utérines viennent à chaque pas pénétrer dans le néoplasme et interrompre le plan de clivage, ici encore aucune difficulté; on sectionne ces fibres aux ciseaux, elles ne saignent pas.

Mais il est une autre variété qui, celle-là, même quand elle est unique et bien placée, devient inaccessible à la résection, et indique nettement l'hystérectomie qui devra être *totale*. Ce sont les *indurations fibreuses* (fig. 1), fibromes histologiques, qui se continuant de tous côtés sans lignes de démarcation aucune avec le parenchyme utérin. J'ai deux fois rencontré cette forme anatomo-pathologique : dans mon premier cas, j'ai pratiqué de suite l'ablation de l'utérus; dans le second, qui date de quelques semaines, j'ai voulu réséquer la masse entière par morcellement, et en dépassant largement les limites du mal; je me suis aperçu que je ne faisais qu'une mauvaise besogne, mal réglée, incertaine, et encore incomplète.

Pour résumer ces notions anatomo-pathologiques concernant les rapports des fibromes et de l'utérus, je dirai que, seuls, les *fibromes diffus*, sans limitation anatomique possible, commandent toujours l'hystérectomie que je ferais *totale*.

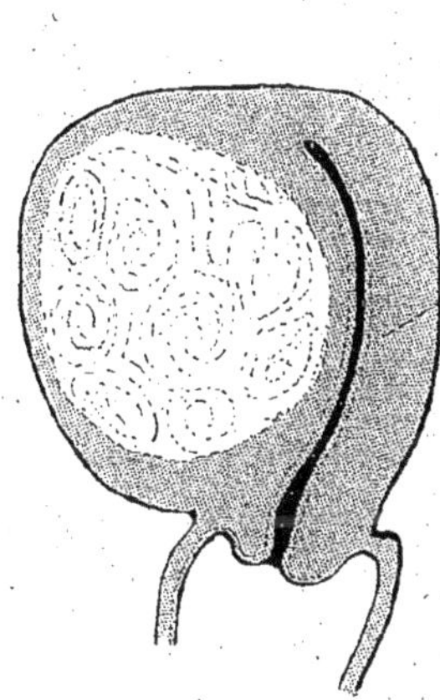

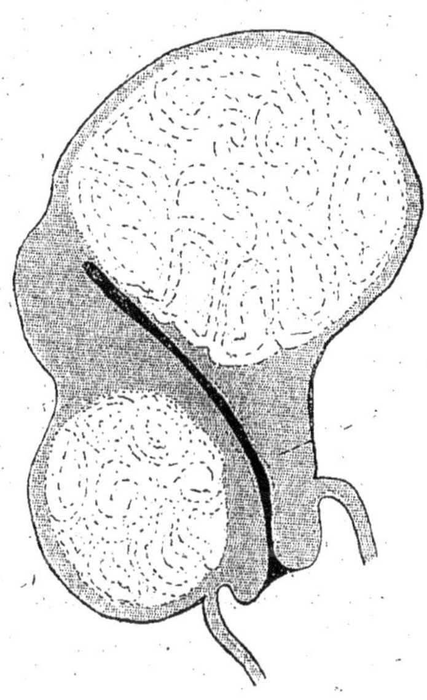

FIG. 17. — Fibrome de la paroi antérieure. — E. M., 48 ans, opérée le 11 octobre 1901. Guérison.

FIG. 18. — Fibrome de la paroi antérieure et de la paroi postérieure.

II. Je n'ai envisagé jusqu'ici que le contenu, mais le contenant, le *parenchyme utérin et sa muqueuse*, sont-ils susceptibles de nous fournir des indications dans le choix du procédé opératoire? Voici, à cet égard, ce que j'ai vu. L'hypertrophie de l'utérus est absolument variable suivant les cas. Le plus souvent, le tissu a conservé sa coloration et sa consistance normales; il n'est que plus épais et légèrement condensé autour des fibromes. L'énucléation fait rétrocéder cette hypertrophie, j'ai fait examiner par mes élèves des utérus qui, après opération, présentaient le volume des deux poings et qui, six à huit mois plus tard, avaient diminué de moitié et paraissaient presque normaux. A l'heureuse expression de grossesse fibreuse réservée à ces utérus, il faudrait ajouter celle d'*involution post partum* de la matrice après l'accouchement du fibrome.

Déux fois j'ai trouvé *une induration scléro-fibreuse* de tout l'organe qui criait sous le bistouri, et présentait une consistance tellement ligneuse qu'il aurait été, je crois, impossible de faire à sa surface séreuse une suture à la Lembert. Je n'ai pas cherché à conserver des organes ainsi altérés et j'ai fait, dans les deux cas, une hystérectomie subtotale.

Quant à l'état de la *muqueuse* utérine, elle ne m'avait jamais préoccupé jusqu'au jour où j'ai énucléé ce gros fibrome et conservé cet utérus devenu cancéreux, et qui a si bien servi M. Richelot sans qu'il ait eu la moindre intention de me reprocher mon intervention, dite conservatrice. Depuis ce jour, je fais *dans tous les cas douteux*, avant mon intervention, un curettage de la muqueuse, j'examine les fragments enlevés, j'en fais faire l'étude histologique et s'il existe quelque doute, je fais l'hystérec-

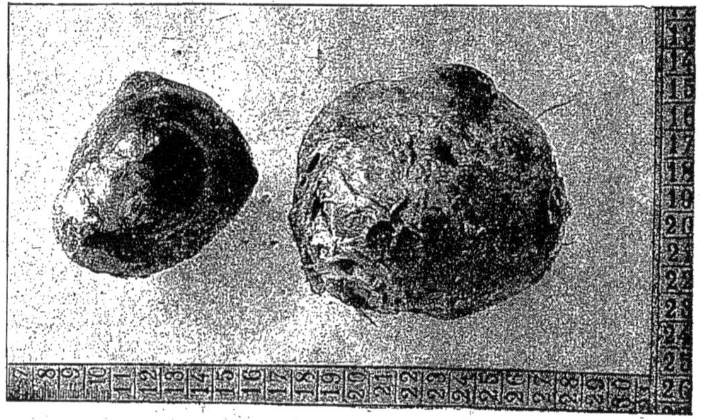

Fig. 19. — Même cas que fig. 18.
P. D., 30 ans, opérée le 26 avril 1901. — Guérison.

tomie totale. Je sais quelles difficultés comportent les examens microscopiques pour établir une différenciation entre certaines métrites et les épithéliomas. Malgré cela, j'espère éviter ainsi les erreurs grossières et ne pas laisser passer un cancer du corps utérin en plein bourgeonnement. Si je donne quelque crédit à cet examen, qui, je le sais, ne peut me donner de résultat positif qu'en cas de lésion déjà très marquée, c'est que la lecture d'observations dans lesquelles l'ablation subtotale de l'utérus a été suivie du développement d'un cancer m'a prouvé que ce cancer suivait souvent de très près, de si près l'opération partielle qu'il existait certainement au moment de l'opération, et qu'il a été méconnu (*six mois* dans l'observation de Richelot, *quatre mois* dans celles de Noble, *quatre mois* dans celle de Schenck, *quelques mois* dans celle de Wehmer, *huit mois* pour la malade de Menge). La première observation de M. Richelot est particulièrement suggestive : sa malade présentait, à côté de ses signes de fibromes, certains symptômes qui ont rendu notre collègue perplexe sur la nature de la tumeur. Il m'a dit, à propos de mon opérée, « si cet utérus n'avait pas été laissé dans l'abdomen, il ne serait pas devenu cancéreux », je lui ferai respectueusement remarquer que si chez sa malade il avait éclairé son diagnostic d'une façon plus précise, si en face d'un cas douteux il avait fait examiner un fragment de cette muqueuse saignante, il ne se serait pas exposé à laisser dans le vagin un col qui aurait dû suivre le corps utérin. Mais, j'aurais mauvaise grâce à poursuivre cette discussion, car l'ablation même totale de l'utérus n'au-

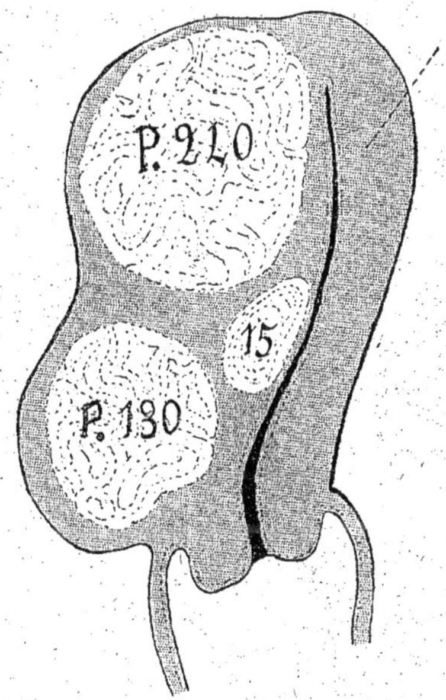

Fig. 20. — Fibrome de la paroi antérieure.
L. D., 38 ans, opérée le 6 février 1903. Guérison. Poids total de fibromes : 385 grammes.

rait pas, hélas! protégé sa malade ni la mienne, contre la propagation d'un cancer.

En ce qui concerne le *nombre des fibromes* enlevés sur un même utérus, il a varié de 1 à 17. Sur ce nombre, 7 fois seulement le fibrome était unique. Leur *volume* allait des dimensions d'une grosse noisette ou d'une noix à celles d'une mandarine, d'une orange, du poing ou même d'une tête de fœtus (3 cas). Les fibromes *siégeaient* un peu partout dans la paroi utérine : paroi antérieure, paroi postérieure, parois latérales, fond. Le plus souvent cependant (3 cas), ils occupaient uniquement la paroi antérieure; puis, par ordre de fréquence, le fond et la face postérieure. La muqueuse utérine a été *ouverte* et par conséquent la cavité *drainée* dans la majorité des cas. Le drainage abdominal n'a pas été pratiqué dans tous les cas où la muqueuse était restée indemne.

L'énucléation est toujours *plus longue* qu'une hystérectomie ; nos opérations ont duré en moyenne de vingt minutes à une heure. En dehors des

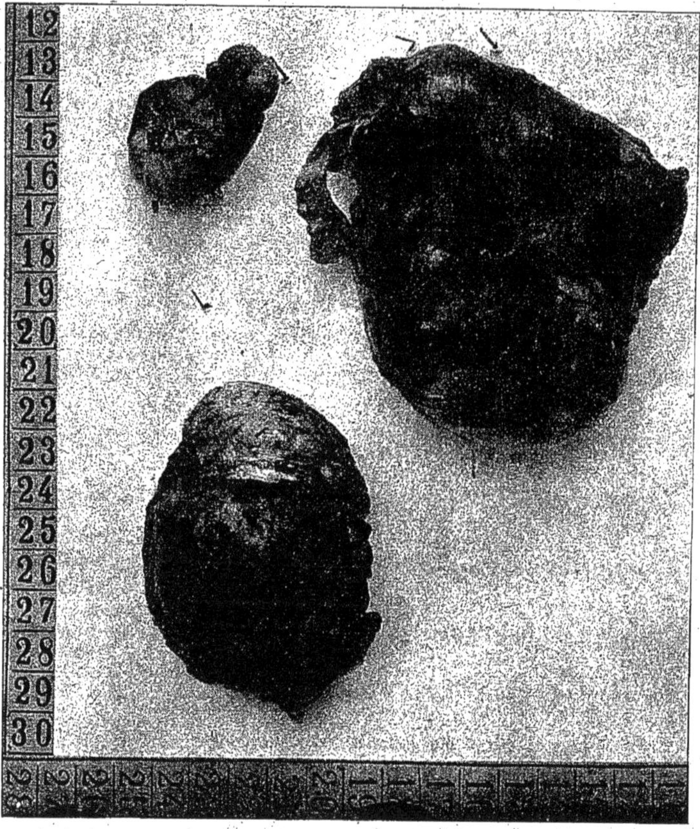

Fig. 21. — L. D., 38 ans. Enucléation de 3 fibromes, le même cas que fig. 20.

difficultés présentées par l'énucléation du fibrome en dégénérescence kystique dont j'ai parlé plus haut, je n'ai jamais rencontré de *complications opératoires*. À noter cependant que, chez l'une de mes malades, il existait en même temps un kyste hydatique ouvert dans l'abdomen et un autre kyste hydatique de l'intestin grêle, que j'enlevai.

RÉSULTATS OPÉRATOIRES

Les *résultats immédiats* sont des plus encourageants. La mortalité opératoire générale est actuellement de 2.75 p. 100. J'ai perdu une malade par infection : il s'agissait d'une femme de quarante et un ans qui présentait à son entrée dans mon service un suintement vaginal fétide que nous ne pûmes tarir. Je suis convaincu que c'est l'absence de drainage du Douglas qui fut cause de mon échec; dans deux autres cas, qui remontent au début de ma pratique, en effet, où l'opération avait été très laborieuse, nos malades présentèrent, dans les jours qui suivirent l'opération, des symptômes de réaction péritonéale du côté du petit bassin, symptômes qui ne cédèrent qu'avec l'ouverture du cul-de-sac postérieur. Ce sont d'ailleurs les seules *complications post-opératoires* que j'aie notées et qui résultaient de mon inexpérience.

Quant aux *résultats éloignés*, si nos opérations récentes ne peuvent les assurer, nos faits anciens ont été parfaits à cet égard, et voici les chiffres relevés par mon élève Zvibel dans sa thèse : sur 562 opérations, 4 récidives, soit 0.75 p. 100 et, fait à signaler, 18 grossesses consécutives, soit 3,2 p. 100.

Les objections vont pleuvoir contre mon procédé : lenteur, difficulté, longueur des suites opératoires, dangers plus grands, la plus importante de ces objections, la seule réelle, ce n'est pas la possibilité du développement d'un cancer dans cet utérus, mais c'est la *récidive possible* du fibrome. Cette récidive je ne l'ai pas encore vue, mais elle existe certainement. Mon élève Zwibel sur 562 énucléations arrive au chiffre de 0,75 p. 100; on peut prétendre que ce chiffre est trop faible, et je ne doute pas que mes communications ne fassent sortir de l'oubli, de la négligence, ou du faux amour-propre quelques cas inédits. Mais pour que cette récidive devienne une objection sérieuse, il faut deux conditions premières : 1° l'opération pratiquée a dû être une énucléation et non une myomectomie; 2° l'opérateur a dû faire après son énucléation une exploration attentive de l'utérus pour s'assurer qu'il avait bien enlevé tous les fibromes appréciables et surtout ceux qui avoisinent la cavité utérine. Je n'accepterai donc pas comme exemples de récidive les cas où après avoir enlevé un fibrome pédiculé sous-péritonéal on s'est contenté de suturer son incision, pas plus qu'une opération où le gros fibrome énucléé on se contentera de refermer rapidement l'utérus et l'abdomen.

Si je crois à la rareté de la récidive après les énucléations bien complètes, c'est que nous savons la gêne, l'obstacle apportés au développement des fibromes par les troubles de la circulation utérine. Nous savons quel rôle jouent les ligatures dites atrophiantes et la castration qui font rétrograder les myomes, dans un très grand nombre de cas. Il est probable que les troubles circulatoires provoqués par l'hystérotomie et les sutures contribueront pour une part à diminuer les chances de récidive. Mais quand même cette récidive serait possible, quand même nous laisserions toujours quelques petits fibromes après l'énucléation, je considérerais malgré ces inconvénients la conservation de l'utérus comme une opération recommandable : croyez-vous que chez une *femme jeune*, même si elle n'est plus « en pleine période génitale », dix ou quinze ans de menstruation soient un facteur physiologique négligeable, croyez-vous que même en dehors de toute grossesse il n'y ait pas pour l'*équilibre de la santé générale* un gros avantage à conserver cette fonction, croyez-vous que même pour cinq ou six ans il soit inutile de la conserver ; sur mes 52 malades 22 n'avaient pas quarante ans. D'une façon générale je cherche à faire l'énucléation et je n'enlève l'utérus que si après essai je ne puis faire autrement. Mon incrédulité est grande en face de ces formidables statistiques d'hystérectomie sans un seul cas d'énucléation je ne puis pas croire que sur le nombre il n'y ait pas un utérus qui n'ait pu trouver grâce devant le chirurgien. Je voudrais savoir combien des hystérectomistes de la première heure ont fait de vraies énucléations, et je ne puis pas admettre comme rationnelle la pratique des chirurgiens qui nous envoient une statistique de 200 hystérectomies supra-vaginales sans le moindre fibrome digne d'une simple énucléation (Lauwer). Quand même cette femme de vingt-cinq, trente, trente-cinq ans devrait dix ans plus tard subir une hystérectomie, pour récidive, j'ai trop la conviction de la bénignité absolue de cette intervention pour ne pas préférer cette possibilité très problématique à la suppression immédiate de l'utérus et de ses annexes.

J'irai plus loin : chez une femme même à l'approche de la ménopause s'il n'existe qu'un fibrome ou si l'énucléation est facile, je n'hésiterai pas à la pratiquer ; je préfère laisser un organe inoffensif que le supprimer et les chances de voir se développer de toutes pièces après la cessation définitive des règles un fibrome chirurgical *qui n'existait pas alors* sont vraiment trop minimes pour me faire hésiter. Je veux en somme conserver l'organe tant qu'il ne m'est pas prouvé qu'il est dangereux.

Je maintiens donc que le règne absolu et univoque de l'hystérectomie dans le traitement des fibromes doit céder le pas à l'éclectisme qui là comme ailleurs reprend ses droits. Il y a des cas où l'on *doit* énucléer, et des cas où l'on *peut* énucléer ou hystérectomiser. Pour ces derniers je préfère toujours l'*énucléation*.

CHARCOT — BOUCHARD — BRISSAUD

BABINSKI — BALLET — P. BLOCQ — BOIX — BRAULT — CHANTEMESSE — CHARRIN
CHAUFFARD — COURTOIS-SUFFIT — DUTIL — GILBERT — GUIGNARD — L. GUINON
GEORGES GUINON — HALLION — LAMY — LE GENDRE — MARFAN
MARIE — MATHIEU — NETTER — ŒTTINGER — ANDRÉ PETIT
RICHARDIÈRE — ROGER — RUAULT — SOUQUES — THOINOT
THIBIERGE — TOLLEMER — FERNAND WIDAL

TRAITÉ DE MÉDECINE

DEUXIÈME ÉDITION
(Entièrement refondue)

PUBLIÉE SOUS LA DIRECTION DE MM.

BOUCHARD
Professeur à la Faculté de médecine de Paris
Membre de l'Institut.

BRISSAUD
Professeur à la Faculté de médecine de Paris
Médecin de l'hôpital St-Antoine.

10 volumes grand in-8°, avec figures dans le texte
En Souscription (Janvier 1904). . . . . **150 francs.**

TOME Ier — 1 vol. grand in-8° de 845 pages, avec figures dans le texte : **16 fr.**

Les bactéries, par L. GUIGNARD. — *Pathologie générale infectieuse*, par A. CHARRIN. — *Troubles et maladies de la nutrition*, par PAUL LE GENDRE. — *Maladies infectieuses communes à l'homme et aux animaux*, par G.-H. ROGER.

TOME II — 1 vol. grand in-8° de 896 pages, avec figures dans le texte : **16 fr.**

Fièvre typhoïde, par A. CHANTEMESSE. — *Maladies infectieuses*, par F. WIDAL. — *Typhus exanthématique*, par L.-H. THOINOT. — *Fièvres éruptives*, par L. GUINON — *Erysipèle*, par E. BOIX. — *Diphtérie*, par A. RUAULT. — *Rhumatisme articulaire aigu*, par ŒTTINGER. — *Scorbut*, par TOLLEMER.

TOME III — 1 vol. grand in-8° de 702 pages, avec figures dans le texte : **16 fr.**

Maladies cutanées, — *Maladies vénériennes*, par G. THIBIERGE. — *Maladies du sang*, par A. GILBERT. — *Intoxications*, par H. RICHARDIÈRE.

TOME IV — 1 vol. grand in-8° de 680 pages, avec figures dans le texte : **16 fr.**

Maladies de l'estomac, — *Maladies du pancréas*, par A. MATHIEU. — *Maladies de l'intestin*, — *Maladies du péritoine*, par COURTOIS-SUFFIT. — *Maladies de la bouche et du pharynx*, par A. RUAULT.

TOME V — 1 vol. grand in-8° de 914 pages, avec figures en noir et en couleurs dans le texte : **18 fr.**

Maladies du foie et des voies biliaires, par A. CHAUFFARD. — *Maladies du rein et des capsules surrénales*, par A. BRAULT. — *Pathologie des organes hématopoïétiques et des glandes vasculaires sanguines, moelle osseuse, rate, ganglions, thyroïde, thymus*, par G.-H. ROGER.

TOME VI — 1 vol. grand in-8° de 612 pages, avec figures dans le texte : **14 fr.**

Maladies du nez et du larynx, par A. RUAULT. — *Asthme*, par E. BRISSAUD. — *Coqueluche*, par P. LE GENDRE. — *Maladies des bronches*, — *Troubles de la circulation pulmonaire*, par A.-B. MARFAN. — *Maladies aiguës du poumon*, par NETTER.

TOME VII — 1 vol. grand in-8° de 550 pages, avec figures dans le texte : 14 fr.

Maladies chroniques du poumon, —*Phtisie pulmonaire,* par A.-B. MAR-FAN. — *Maladies de la plèvre,* par NETTER. — *Maladies du médiastin,* par A.-B. MARFAN.

TOME VIII — 1 vol. grand in-8° de 580 pages, avec figures dans le texte : 14 fr.

Maladies du cœur, par M. ANDRÉ PETIT. — *Maladies des vaisseaux sanguins,* par ŒTTINGER.

TOME IX — 1 vol. grand in-8° avec figures dans le texte.

Maladies de l'encéphale, par E. BRISSAUD, SOUQUES et TOLLEMER. — *Maladies de la protubérance et du bulbe,* par Georges GUILLAIN. — *Maladies intrinsèques de la moelle épinière,* par P. MARIE, O. CROUZON et A. LÉRI. — *Maladies extrinsèques de la moelle épinière,* — *Maladies des méninges,* par G. GUINON. — *Syphilis des centres nerveux,* par H. LAMY.

TOME X — 1 vol. grand in-8° avec figures dans le texte. (*Sous presse*).

Traité de
Technique Opératoire

PAR MM.

CH. MONOD	**J. VANVERTS**
Professeur agrégé	Ancien interne lauréat des Hôpitaux de Paris
à la Faculté de Médecine de Paris	Chef de Clinique
Chirurgien de l'Hôpital Saint-Antoine	à la Faculté de Médecine de Lille.
Membre de l'Académie de Médecine	

2 *forts volumes grand in-8°, formant ensemble 1960 pages et illustrés de 1908 figures dans le texte.* **40** *fr.*

Vient de paraître :

Précis d'Obstétrique

PAR MM.

A. RIBEMONT-DESSAIGNES	**G. LEPAGE**
Agrégé de la Faculté de médecine	Professeur agrégé
Accoucheur de l'hôpital Beaujon	à la Faculté de médecine de Paris
Membre de l'Académie de médecine	Accoucheur de l'hôpital de la Pitié

SIXIÈME ÉDITION

AVEC 568 FIGURES DANS LE TEXTE DONT 400 DESSINÉES PAR M. **RIBEMONT-DESSAIGNES**

1 vol. grand in-8° de 1420 pages, relié toile. . . . . . 30 fr.

Traité de
Pathologie générale

PUBLIÉ PAR

CH. BOUCHARD

MEMBRE DE L'INSTITUT
PROFESSEUR DE PATHOLOGIE GÉNÉRALE A LA FACULTÉ DE MÉDECINE DE PARIS

SECRÉTAIRE DE LA RÉDACTION

G.-H. ROGER

Professeur agrégé à la Faculté de médecine de Paris, Médecin des hôpitaux.

COLLABORATEURS :

MM. ARNOZAN — D'ARSONVAL — BENNI — P. BEZANÇON — R. BLANCHARD — BOINET —
BOULAY — BOURCY — BRUN — CADIOT — CHABRIÉ — CHANTEMESSE — CHARRIN —
CHAUFFARD — J. COURMONT — DEJERINE — PIERRE DELBET — DEVIC — DUCAMP —
MATHIAS DUVAL — FÉRÉ — GAUCHER — GILBERT — GLEY — GOUGET — GUIGNARD —
LOUIS GUINON — J.-F. GUYON — HALLÉ — HÉNOCQUE — HUGOUNENQ — M. LABBÉ —
LAMBLING — LANDOUZY — LAVERAN — LEBRETON — LE GENDRE — LEJARS — LE NOIR —
LERMOYEZ — LESNÉ — LETULLE — LUBET-BARBON — MARFAN — MAYOR — MENETRIER —
NETTER — PIERRET — RAVAUT — G.-H. ROGER — GABRIEL ROUX — RUFFER — SICARD
— RAYMOND TRIPIER — VUILLEMIN — FERNAND WIDAL.

6 volumes grand in-8°, avec figures dans le texte : **126** fr.

TOME I. 1 vol. de 1018 pages avec figures dans le texte : **18 fr.**

Introduction à l'étude de la pathologie générale. — Pathologie comparée de l'homme et
des animaux. — Considérations générales sur les maladies des végétaux. — Pathogénie
générale de l'embryon. Tératogénie. — L'hérédité et la pathologie générale. — Pré-
disposition et immunité. — La fatigue et le surmenage. — Les Agents mécaniques.
— Les Agents physiques. Chaleur. Froid. Lumière. Pression atmosphérique. Son. —
Les Agents physiques. L'énergie électrique et la matière vivante. — Les Agents
chimiques. Les caustiques. — Les intoxications.

TOME II. 1 vol. de 940 pages avec figures dans le texte : **18 fr.**

L'Infection. — Notions générales de morphologie bactériologique. — Notions de chimie
bactériologique. — Les microbes pathogènes. — Le sol, l'eau et l'air, agents des
maladies infectieuses. — Des maladies épidémiques. — Sur les parasites des tumeurs
épithéliales malignes. — Les parasites.

TOME III. 1 vol. de 1400 pages, avec fig. publié en 2 fasc. : **28 fr.**

Fasc. I. — Notions générales sur la nutrition à l'état normal. — Les troubles préalables
de la nutrition. — Les réactions nerveuses. — Les processus pathogéniques de deuxième ordre. — Fasc. II. — Considérations préliminaires sur la physiologie et l'anatomie
pathologiques. — De la fièvre. — L'hypothermie. — Mécanisme physiologique des
troubles vasculaires. — Les désordres de la circulation dans les maladies. — Throm-
bose et embolie. — De l'inflammation. — Anatomie pathologique générale des lésions
inflammatoires. — Les altérations anatomiques non inflammatoires. — Les tumeurs.

TOME IV. 1 vol. de 719 pages avec figures dans le texte : **16 fr.**

Évolution des maladies. — Sémiologie du sang. — Spectroscopie du sang. Sémiologie.
— Sémiologie du cœur et des vaisseaux. — Sémiologie du nez et du pharynx nasal.
— Sémiologie du larynx. — Sémiologie des voies respiratoires. — Sémiologie géné-
rale du tube digestif.

TOME V. 1 vol. de 1180 pages in-8°, avec nombreuses fig. : **28** fr.

Sémiologie du foie. — Pancréas. — Analyse chimique des urines. — Analyse microscopique des urines (Histo-bactériologie). — Le rein, l'urine et l'organisme. — Sémiologie des organes génitaux. — Sémiologie du système nerveux.

TOME VI. 1 vol. de 935 pages : **18** fr.

Les troubles de l'intelligence. — Sémiologie de la peau. — Sémiologie de l'appareil visuel. — Sémiologie de l'appareil auditif. — Considérations générales sur le diagnostic et le pronostic. — Diagnostic des maladies infectieuses par les méthodes de laboratoire. — La diazoréaction d'Ehrlich. — Valeur de la formule hémoleucocytaire dans les maladies infectieuses. — Cyto-diagnostic des épanchements séro-fibrineux et du liquide céphalo-rachidien — Ponction lombaire. — Applications cliniques de la cryoscopie. — L'épreuve du vésicatoire. — De l'élimination provoquée comme méthode de diagnostic. — Les rayons de Rœntgen et leurs applications médicales. — Thérapeutique générale. — Hygiène.

Traité des
Maladies de l'Enfance

Deuxième Édition, revue et augmentée

PUBLIÉE SOUS LA DIRECTION DE MM.

J. GRANCHER	J. COMBY
Professeur à la Faculté de Paris	Médecin
Membre de l'Académie de Médecine	de l'Hôpital des Enfants-Malades

5 volumes grand in-8° avec figures dans le texte. *En souscription.* **100** fr.

TOME I. — 1 volume grand in-8° de 1660 pages, avec figures : **22** fr.

Préface. — Chapitre premier : **Physiologie et Hygiène de l'Enfance.** — Chapitre II : **Maladies infectieuses.** — Chapitre III : **Maladies générales de la nutrition.** — Chapitre IV : **Intoxications,** par J. Comby.

TOME II. — 1 volume grand in-8° de 964 pages, avec figures : **22** fr.

Chapitre V : **Maladies du tube digestif.** — Chapitre VI : **Maladies du pancréas.** — Chapitre VII : **Maladies du péritoine.** — Chapitre VIII : **Maladies du foie.** — Chapitre IX : **Rate et ses maladies.** — Chapitre X : **Maladies des capsules surrénales.** — Chapitre XI : **Maladies génito-urinaires.**

TRAITÉ DE CHIRURGIE

Publié sous la direction

DE MM.

Simon DUPLAY

Professeur de clinique chirurgicale à la Faculté
de médecine de Paris
Chirurgien de l'Hôtel-Dieu
Membre de l'Académie de médecine.

Paul RECLUS

Professeur agrégé à la Faculté de médecine de Paris
Secrétaire général de la Société de Chirurgie
Chirurgien des hôpitaux
Membre de l'Académie de médecine.

PAR MM.

BERGER — BROCA — PIERRE DELBET — DELENS — DEMOULIN
J.-L. FAURE — FORGUE — GÉRARD-MARCHANT — HARTMANN — HEYDENREICH
JALAGUIER — KIRMISSON — LAGRANGE — LEJARS
MICHAUX — NÉLATON — PEYROT — PONCET — QUÉNU — RICARD
RIEFFEL — SEGOND — TUFFIER — WALTHER

DEUXIÈME ÉDITION, ENTIÈREMENT REFONDUE

8 forts volumes grand in-8°, avec nombreuses figures dans le texte. . . **150** fr.

TOME PREMIER. 1 fort vol. de 912 pages, avec 218 figures . . **18** fr.

Reclus. Inflammations. — Traumatismes. —
Maladies virulentes.
Quénu. Des Tumeurs.

Broca. Peau et tissu cellulaire sous-cutané.
Lejars. Lymphatiques, muscles, synoviales
tendineuses et bourses séreuses.

TOME II. 1 fort vol. de 996 pages, avec 361 figures. . . . . . **18** fr.

Lejars. Nerfs.
Michaux. Artères.
Quénu. Maladies des veines.

Ricard et Demoulin. Lésions traumatiques
des os.
Poncet. Affections non traumatiques des os.

TOME III. 1 fort vol. de 940 pages, avec 285 figures. . . . . **18** fr.

Nélaton. Traumatismes, entorses, luxations;
plaies articulaires.
Lagrange. Arthrites infectieuses et inflammatoires.

Quénu. Arthropathies. Arthrites sèches. Corps
étrangers articulaires.
Gérard-Marchant. Maladies du crâne.
Kirmisson. Maladies du rachis.
Simon Duplay. Oreilles et Annexes.

TOME IV. 1 fort vol. de 896 pages, avec 354 figures. . . . . **18** fr.

Delens. Œil et annexes.
Gérard-Marchant. Nez, fosses nasales, pharynx nasal et sinus.

Heydenreich. Mâchoires.

TOME V. 1 fort vol. de 948 pages, avec 187 figures. . . . . . **20** fr.

Broca. Vices de développement de la face et
du cou. Face, lèvres, cavité buccale, gen-
cives, langue, palais et pharynx.
Hartmann. Plancher buccal, glandes salivaires,
œsophage et larynx.

Broca. Corps thyroïde.
Walther. Maladies du cou.
Peyrot. Poitrine.
Delbet. Mamelle.

TOME VI. 1 fort vol. de 1127 pages, avec 218 figures. . . . . **20** fr.

Michaux. Parois de l'abdomen.
Berger. Hernies.
Jalaguier. Contusions et plaies de l'abdomen.
Lésions traumatiques et corps étrangers de
l'estomac et de l'intestin.
Hartmann. Estomac.

Jalaguier. Occlusion intestinale. Péritonites.
Appendicite.
Faure et Rieffel. Rectum et Anus.
Quénu. Mésentère. Rate. Pancréas.
Segond. Foie.

TOME VII. 1 fort vol. de 1272 pages, avec 297 figures dans le texte. **25** fr.

Walther. Bassin.
Rieffel. Affections congénitales de la région
sacro-coccygienne.

Tuffier. Rein. Vessie. Uretères. Capsules sur-
rénales.
Forgue. Urèthre et prostate.
Reclus. Organes génitaux de l'homme.

TOME VIII. 1 fort vol. de 971 pages, avec 163 figures dans le texte. **20** fr.

Michaux. Vulve et Vagin.
Pierre Delbet. Maladies de l'utérus.

Segond. Annexes de l'utérus, ovaires, trompes,
ligaments larges, péritoine pelvien.
Kirmisson. Maladies des membres.

TABLE ALPHABÉTIQUE des 8 volumes du *Traité de Chirurgie*.

TRAITÉ
de
Chirurgie d'urgence

PAR

Félix LEJARS

Professeur agrégé à la Faculté de médecine de Paris
Chirurgien de l'Hôpital Tenon, membre de la Société de Chirurgie

QUATRIÈME ÉDITION, REVUE ET AUGMENTÉE

820 figures dont **478** dessinées d'après nature par le Dr **E. DALEINE**
et **167** photographies originales et **16 planches hors-texte en couleurs.**
Un volume grand in-8°, de 1046 pages. Relié toile. . . **30** fr.

Des additions, des remaniements importants ont été faits au texte, et des dessins inédits et des photographies originales ont enrichi encore l'illustration déjà hors de pair et universellement appréciée, qui fait de cet ouvrage un véritable Album. Enfin seize planches hors texte, en couleurs, d'après des aquarelles d'A. Leuba, représentent les temps principaux de certaines opérations : *trépanation du crâne et de l'apophyse mastoïde, entéro-anastomose; hystérectomie abdominale; entérostomie; appendicite; rupture de grossesse tubaire; colpotomie; uréthrotomie externe; cystostomie; kélotomies inguinale, crurale, ombilicale; entérectomie pour gangrène herniaire; cerclage de la rotule; suture osseuse.*

Les Difformités acquises
de l'Appareil locomoteur

PENDANT L'ENFANCE ET L'ADOLESCENCE

PAR

Le Dr E. KIRMISSON

Professeur de clinique chirurgicale infantile à la Faculté de médecine
Chirurgien de l'hôpital Trousseau, Membre de la Société de Chirurgie
Membre correspondant de l'*American orthopedic Association*

1 volume in-8°, avec 430 figures dans le texte . . . . **15** francs.

Ce volume fait suite au **Traité des Maladies chirurgicales d'origine congénitale.**
1 vol. gr. in-8° avec 312 figures et 2 planches en couleurs. (*Publié en* 1898). . . . **15** fr.

Vient de paraître :

L'Alimentation
et les Régimes

Chez l'Homme sain et chez les Malades

PAR

Armand GAUTIER

Membre de l'Institut et de l'Académie de médecine,
Professeur à la Faculté de médecine de Paris.

Un volume in-8° avec figures, broché. 10 fr.

Manuel de Pathologie externe, par MM. RECLUS,

KIRMISSON, PEYROT, BOUILLY, professeurs agrégés à la Faculté de médecine de Paris, chirurgiens des hôpitaux. *Septième Édition entièrement refondue et illustrée de nombreuses figures.* 4 volumes in-8°. . . . . **40 fr.**

Chaque volume est vendu séparément. . . . . **10 fr.**

Cours de Dermatologie exotique, par

E. JEANSELME, professeur agrégé à la Faculté de médecine de Paris, médecin des hôpitaux. 1 volume in-8°, avec 5 cartes et 108 figures en noir et en couleurs. . . . . **10 fr.**

Précis d'Histologie, par Mathias DUVAL, professeur

d'histologie à la Faculté de médecine de Paris, membre de l'Académie de médecine. *Deuxième édition, revue et augmentée.* 1 fort volume grand in-8° de 1020 pages, avec 427 figures dans le texte. . **18 fr.**

Précis de Manuel opératoire, par L.-H.

FARABEUF, professeur à la Faculté de médecine de Paris, membre de l'Académie de médecine. *Nouvelle édition.* 1 volume in-8°, avec 799 figures dans le texte. **16 fr.**

L'Anesthésie localisée par la Cocaïne,

par le Dᵣ **Paul RECLUS**, professeur agrégé à la Faculté de médecine de Paris, chirurgien de l'hôpital Laënnec, membre de l'Académie de médecine. 1 vol. petit in-8°, avec 59 figures dans le texte. . . . **4 fr.**

Les Tumeurs du Rein, par J. ALBARRAN, professeur

agrégé à la Faculté de médecine de Paris, et **L. IMBERT**, professeur agrégé à la Faculté de médecine de Montpellier. 1 volume grand in-8° avec 106 figures dans le texte, en noir et en couleurs. . . . **20 fr.**

Nouveaux procédés d'exploration (*Leçons

de Pathologie générale*), professées à la Faculté de Paris, par **Ch. ACHARD**, agrégé, médecin de l'hôpital Tenon, recueillies et rédigées par **P. SAINTON** et **M. LŒPER**. *Deuxième édition revue et augmentée.* 1 vol. gr. in-8° avec figures dans le texte en noir et en couleurs. **8 fr.**

Les Maladies microbiennes des Ani-

maux, par Ed. **NOCARD**, professeur à l'École d'Alfort, et **E. LE-CLAINCHE**, professeur à l'École de Toulouse. *Troisième édition, entièrement refondue et considérablement augmentée.* 2 volumes grand in-8°. . . . . **22 fr.**

Les Maladies infectieuses, par G.-H. ROGER, pro-

fesseur agrégé à la Faculté de médecine de Paris, médecin de l'hôpital de la porte d'Aubervilliers, membre de la Société de Biologie. 1 vol. in-8° de 1520 pages publié en 2 fascicules avec figures dans le texte. . . . . **28 fr.**

Bibliothèque Diamant

DES

Sciences médicales et biologiques

A L'USAGE DES ÉTUDIANTS ET DES PRATICIENS

Cette Collection est publiée dans le format in-16 raisin, avec nombreuses figures dans le texte, cartonnage à l'anglaise, tranches rouges.

DERNIERS VOLUMES PUBLIÉS

Vient de paraître :

DIEULAFOY. — **Manuel de Pathologie interne,** par le professeur G. DIEULAFOY, membre de l'Académie de médecine. *Quatorzième édition entièrement refondue et augmentée.* 4 vol., avec figures en noir et en couleurs. . . . . **32** fr.

ARTHUS. — **Éléments de Chimie physiologique,** par MAURICE ARTHUS, chef du laboratoire à l'Institut Pasteur de Lille. *Quatrième édition, revue et corrigée.* 1 vol., avec figures . . . . **5** fr.

— **Éléments de Physiologie,** par MAURICE ARTHUS. 1 vol. avec fig. **8** fr.

BARD. — **Précis d'Anatomie pathologique,** par M. L. BARD, professeur à la Faculté de médecine de Lyon, médecin de l'Hôtel-Dieu. *Deuxième édition, revue et augmentée.* 1 vol. avec 125 figures. . . . . . **7** fr. **50**

BERLIOZ. — **Manuel de Thérapeutique,** par le Dr F. BERLIOZ, professeur à l'Université de Grenoble, directeur du bureau d'hygiène et de l'Institut sérothérapique, avec une Préface du professeur BOUCHARD, membre de l'Institut. *Quatrième édition, revue et augmentée.* 1 vol. . . . **6** fr.

— **Précis de Bactériologie médicale,** par F. BERLIOZ, avec une préface du professeur LANDOUZY. 1 vol. avec figures. . . . . **6** fr.

BROCA. — **Précis de chirurgie cérébrale,** par A. BROCA, chirurgien de l'hôpital Tenon, professeur agrégé à la Faculté de médecine. 1 vol., avec figures. . . . . **6** fr.

LAUNOIS. — **Manuel d'Anatomie microscopique et d'Histologie,** par M. P.-E. LAUNOIS, professeur agrégé à la Faculté de médecine, médecin des hôpitaux. Préface de M. le professeur MATHIAS DUVAL. *Deuxième édition entièrement refondue.* 1 vol., avec 261 figures . . . . . **8** fr.

RUDAUX. — **Précis élémentaire d'Anatomie, de Physiologie et de Pathologie,** par P. RUDAUX, ancien chef de clinique à la Faculté de médecine de Paris, avec préface, par M. RIBEMONT-DESSAIGNES, professeur agrégé à la Faculté de Paris. 1 vol. avec 462 figures . . . **8** fr.

SPILLMANN et HAUSHALTER. — **Manuel de Diagnostic médical et d'Exploration clinique,** par P. SPILLMANN, professeur de clinique médicale à la Faculté de médecine de Nancy, et P. HAUSHALTER, professeur agrégé. *Quatrième édition entièrement refondue.* 1 vol., avec 89 figures . . . . **6** fr.

THOINOT et MASSELIN. — **Précis de Microbie.** *Technique et microbes pathogènes,* par M. le Dr L.-H. THOINOT, professeur à la Faculté de médecine de Paris, médecin des hôpitaux, et E.-J. MASSELIN, médecin-vétérinaire. Ouvrage couronné par la Faculté de médecine (Prix Jeunesse). *Quatrième édition entièrement refondue.* 1 vol., avec figures en noir et en couleurs . . . . **8** fr.

WURTZ. — **Précis de Bactériologie clinique,** par M. le Dr R. WURTZ, professeur agrégé à la Faculté de médecine de Paris, médecin des hôpitaux. *Deuxième édition, revue et augmentée,* avec tableaux synoptiques et figures dans le texte. 1 volume. . . . . **6** fr.

BIBLIOTHÈQUE
d'Hygiène thérapeutique

DIRIGÉE PAR

Le Professeur PROUST

Membre de l'Académie de médecine, Médecin de l'Hôtel-Dieu
Inspecteur général des Services sanitaires.

Chaque ouvrage forme un volume in-16, cartonné toile, tranches rouges,
et est vendu séparément : **4 fr.**

VOLUMES PARUS :

L'Hygiène du Goutteux, par le Professeur PROUST et A. MATHIEU, médecin de l'hôpital Andral.

L'Hygiène de l'Obèse, par le Professeur PROUST et A. MATHIEU.

L'Hygiène des Asthmatiques, par E. BRISSAUD, professeur à la Faculté de Paris, médecin de l'hôpital Saint-Antoine.

L'Hygiène du Syphilitique, par H. BOURGES, préparateur au laboratoire d'hygiène de la Faculté de médecine.

Hygiène et Thérapeutique thermales, par G. DELFAU, ancien interne des hôpitaux de Paris.

Les Cures thermales, par G. DELFAU, ancien interne des hôpitaux.

L'Hygiène du Neurasthénique (*Deuxième édition*), par le Professeur PROUST et G. BALLET, professeur agrégé, médecin des hôpitaux de Paris.

L'Hygiène des Albuminuriques, par le Dr SPRINGER, chef du laboratoire de la Faculté de médecine à l'hôpital de la Charité.

L'Hygiène des Tuberculeux, par le Dr CHUQUET, ancien interne des hôpitaux de Paris, médecin consultant à Cannes, avec une préface du Dr DAREMBERG, correspondant de l'Académie de médecine.

Hygiène et Thérapeutique des Maladies de la Bouche, par le Dr CRUET, dentiste des hôpitaux de Paris, avec préface du Professeur LANNELONGUE.

L'Hygiène des Diabétiques, par le Professeur PROUST et A. MATHIEU, médecin de l'hôpital Andral.

L'Hygiène des Maladies du Cœur, par le Dr VAQUEZ, agrégé à la Faculté de Paris, médecin des hôpitaux, avec une préface du Professeur POTAIN.

L'Hygiène du Dyspeptique, par le Dr LINOSSIER, professeur agrégé à la Faculté de médecine de Lyon, membre correspondant de l'Académie de médecine.

Hygiène thérapeutique des Maladies des Fosses nasales, par MM. les Drs LUBET-BARBON et R. SARREMONE.

Traité d'Hygiène 🞕 🞕 🞕 🞕 🞕 🞕

Par A. PROUST

Professeur à la Faculté de médecine de Paris
Membre de l'Académie de médecine, du Comité consultatif d'hygiène publique de France

Troisième Édition revue et considérablement augmentée

AVEC LA COLLABORATION DE :

A. NETTER   et   **H. BOURGES**

Professeur agrégé   Chef du laboratoire d'hygiène à la Faculté
Membre du Comité consultatif d'hygiène publique   de médecine

OUVRAGE COURONNÉ PAR L'INSTITUT ET LA FACULTÉ DE MÉDECINE

1 volume in-8° de 1250 pages, avec 205 figures et cartes dans le texte . . . . **25 fr.**

▣ ▣ ▣ ▣ ▣ ▣ Revue de Gynécologie
et de Chirurgie Abdominale

Paraissant tous les deux mois

SOUS LA DIRECTION DE

S. POZZI

Professeur de clinique gynécologique à la Faculté de médecine de Paris
Chirurgien de l'hôpital Broca, Membre de l'Académie de Médecine.

Secrétaire de la Rédaction : **F. JAYLE**

La *Revue de Gynécologie et de Chirurgie Abdominale* est publiée en 6 fascicules de chacun 160 à 200 pages, et forme, chaque année, un fort volume très grand in-8°.

ABONNEMENT : FRANCE. **28** fr. UNION POSTALE, **30** fr.

Nouvelle Iconographie
de la Salpêtrière

Fondée en 1888 par J.-M. CHARCOT

PUBLIÉE SOUS LA DIRECTION DES PROFESSEURS
F. RAYMOND   A. JOFFROY   A. FOURNIER

PAR

PAUL RICHER   GILLES DE LA TOURETTE   ALBERT LONDE

SECRÉTAIRE DE LA RÉDACTION : **HENRY MEIGE**

Prix de l'abonnement annuel : PARIS, **25** fr. DÉPARTEMENTS, **27** fr. UNION POSTALE, **28** fr.

REVUE NEUROLOGIQUE

ORGANE OFFICIEL DE LA SOCIÉTÉ DE NEUROLOGIE

RECUEIL SPÉCIAL D'ANALYSE DES TRAVAUX CONCERNANT LE SYSTÈME NERVEUX ET SES MALADIES

SOUS LA DIRECTION DE

E. BRISSAUD et P. MARIE

SECRÉTAIRE DE LA RÉDACTION : **Dʳ Henry MEIGE**

Paraissant le 15 et le 30 de chaque mois.

La **Revue neurologique** est le seul organe français qui analyse tous les travaux français et étrangers concernant le Système Nerveux et ses maladies.

Prix de l'abonnement annuel : PARIS ET DÉPARTEMENTS, **30** fr. UNION POSTALE, **32** fr.

La **Revue Neurologique** et la **Nouvelle Iconographie de la Salpêtrière** sont les deux seules publications françaises qui s'occupent exclusivement des maladies du système nerveux. Elles se complètent l'une par l'autre, la première, sous la direction des créateurs de cette science en France, donnant l'ensemble de tout ce qui paraît en Neurologie; la seconde, choisissant dans les affections neuro-pathologiques les cas les plus intéressants et les plus typiques pour les décrire et les fixer par l'image, doublant ainsi l'utilité scientifique d'un intérêt artistique.

Journal de Physiologie
et de Pathologie générale

PUBLIÉ PAR

MM. BOUCHARD ET CHAUVEAU

Comité de Rédaction : MM. J. COURMONT, E. GLEY, P. TEISSIER

Le **Journal de Physiologie et de Pathologie générale** paraît tous les deux mois dans le format grand in-8°, avec planches et figures dans le texte.

Chaque numéro, de 200 pages environ, contient, outre les mémoires originaux, un index bibliographique de 30 à 40 pages comprenant l'analyse sommaire des travaux français et étrangers de physiologie et de pathologie générale.

L'année forme un volume de 1200 pages environ.

PRIX DE L'ABONNEMENT : Paris : **28** francs. — France et Union postale : **30** francs.

Archives de Médecine Expérimentale
et d'Anatomie pathologique

Fondées par J.-M. CHARCOT

Publiées par MM. GRANCHER, JOFFROY, LÉPINE

Secrétaires de la Rédaction : CH. ACHARD, R. WURTZ

Les **Archives de Médecine expérimentale** sont un recueil de mémoires originaux consacrés à la médecine scientifique. Eclairer la clinique par les recherches de laboratoire, tel est leur but. Toutes les méthodes scientifiques capables de contribuer aux progrès de la médecine, toutes les recherches de laboratoire susceptibles d'application à la clinique ont leurs places marquées dans cette publication. Aussi la diversité des sujets traités est-elle très grande. La part principale est attribuée à la microbiologie ainsi qu'à la pathologie expérimentale et à l'anatomie pathologique. En outre, une place est également réservée à la chimie biologique et à la thérapeutique expérimentale. Cette publication compte parmi ses collaborateurs de nombreux savants français et étrangers, et son succès n'a cessé de s'affirmer depuis les dix années écoulées à partir de sa fondation.

Paraissant par fascicules tous les deux mois, les **Archives de Médecine expérimentale** forment chaque année un volume d'environ 800 pages, illustré de figures dans le texte, et de planches hors texte en noir et en couleurs.

Prix de l'Abonnement annuel :

PARIS, **24** francs. — DÉPARTEMENTS, **25** francs. — UNION POSTALE, **26** francs.

Nouvelle Publication

Bulletin de l'Institut Pasteur
REVUES et ANALYSES

DES TRAVAUX DE MICROBIOLOGIE, MÉDECINE, BIOLOGIE GÉNÉRALE, PHYSIOLOGIE CHIMIE BIOLOGIQUE

dans leurs rapports avec la BACTÉRIOLOGIE

COMITÉ DE RÉDACTION :

**G. BERTRAND — A. BESREDKA — A. BORREL — C. DELEZENNE
A. MARIE — F. MESNIL**

de l'Institut Pasteur de Paris

Le **Bulletin** paraît deux fois par mois en fascicules grand in-8°, d'environ 50 pages.

ABONNEMENT ANNUEL : PARIS, **22** fr. — DÉPARTEMENTS et UNION POSTALE, **24** fr.

Encyclopédie Scientifique

des Aide-Mémoire

PUBLIÉE SOUS LA DIRECTION DE

H. LÉAUTÉ
Membre de l'Institut

Au 1ᵉʳ Février 1904, 336 VOLUMES publiés

Chaque ouvrage forme 1 volume petit in-8°, vendu :

Broché . . . . . . **2 fr. 50** | Cartonné toile . . . . . **3 fr.**

Derniers volumes parus dans la section du Biologiste :

Péritonite sous-hépatique d'origine vésiculaire dans ses rapports avec la colique hépatique, la pérityphlite, l'appendicite, etc., par R. TRIPIER, professeur à la Faculté de Lyon, et J. PAVIOT, agrégé, médecin des hôpitaux.

Prophylaxie du Paludisme, par A. LAVERAN, membre de l'Institut et de l'Académie de médecine.

Photothérapie, La Lumière, agent biologique et thérapeutique, par A. CHATIN, préparateur chef adjoint du Laboratoire d'Electrothérapie à l'hôpital Saint-Louis et M. CARLE, ancien chef de clinique des maladies cutanées à la Faculté de médecine de Lyon.

Moustiques et Maladies infectieuses, Guide pratique pour l'étude des moustiques, par les Dʳˢ EDMOND et ETIENNE SERGENT, de l'Institut Pasteur de Paris, avec une préface du Dʳ E. ROUX.

Les épanchements pleuraux liquides, par P. LE DAMANY, professeur à l'Ecole de médecine de Rennes.

L'Oxyde de carbone (Hygiène expérimentale), par N. GRÉHANT, professeur au Muséum.

L'Insuffisance surrénale, par E. SERGENT, ancien interne, médaille d'or des Hôpitaux, et L. BERNARD, chef de clinique adjoint à la Faculté.

L'Alcoolisme et la Lutte contre l'Alcool en France, par le Dʳ ROMME, préparateur à la Faculté de médecine de Paris.

La Lutte sociale contre la Tuberculose, par le Dʳ ROMME.

La Rage, par le Dʳ AUGUSTE MARIE, directeur de l'Institut antirabique de Constantinople, ancien Interne des Hôpitaux de Paris, avec une préface de M. le Dʳ E. ROUX, membre de l'Institut, sous-directeur de l'Institut Pasteur.

L'Insuffisance hépatique, par A. GOUGET, médecin des hôpitaux.

Maladies des Organes respiratoires : Méthode d'exploration ; signes physiques, par le Dʳ LÉON FAISANS, médecin de l'hôpital de la Pitié. 2ᵉ *édition.*

Examen et Séméiotique du Cœur: Signes physiques, par le Dʳ P. MERKLEN, médecin de l'hôpital Saint-Antoine. 2ᵉ *édition.*

Aliénés méconnus et condamnés, par les Dʳˢ F. PACTET, médecin en chef de l'Asile de Villejuif, et HENRI COLIN, médecin des Asiles de la Seine et de l'Asile d'aliénés criminels de Gaillon. 2 vol. I. *Les aliénés devant la justice.* — II. *Les aliénés dans les prisons*

Technique bactériologique, par R. WURTZ, professeur agrégé, médecin des hôpitaux de Paris. 2ᵉ *édition, revue et augmentée.*

Maladies des Voies urinaires, par P. BAZY, chirurgien des hôpitaux. 2ᵉ *édition.* 4 vol.

La Péritonite tuberculeuse, par le Dʳ G. MAURANGE.

L'Analyse biologique des Eaux potables, par le Dʳ J. GASSER.

Notions de Laryngoscopie utiles aux médecins, par J.-F. COLLET.

Précis élémentaire de Dermatologie en 5 volumes, par L. BROCQ, médecin des hôpitaux, et L. JACQUET, ancien interne de Saint-Louis. 2ᵉ *édition.*

Les Poisons de l'Organisme, par A. CHARRIN, professeur agrégé, médecin des hôpitaux, directeur adjoint du laboratoire de Pathologie générale, assistant au Collège de France. 3 vol.

La Syphilis, par le Dʳ VOUZELLE, ancien interne des hôpitaux. I. *Chancre et syphilis secondaire.* — II. *Syphilis tertiaire.*

Dysenterie aiguë et chronique, par A. GALLIOT, médecin en chef résident à l'hôpital maritime Saint-Mandrier de Toulon. 2 vol. I. *Symptomatologie, Traitement, Prophylaxie.* — II. *Etiologie, Bactériologie, Anatomie pathologique.*

Les Catalogues spéciaux de l'Encyclopédie Léauté (Section du Biologiste, Section de l'Ingénieur) sont envoyés sur demande.

51941. — Imprimerie LAHURE, 9, rue de Fleurus, à Paris.

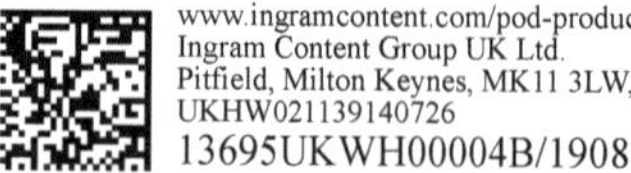